준비된
사람만
누릴 수 있는

100세
건강시대

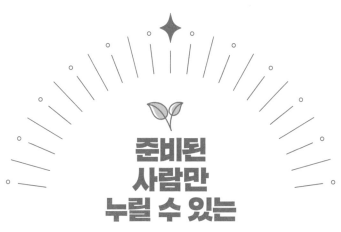

준비된 사람만 누릴 수 있는

100세 건강시대

뉴스1 편집국 • 글

제2권

news1

● 차례

제1장 성인병이 건강을 위협한다

제2장 나쁜 습관이 건강을 망친다

제3장 무시하면 안 되는 몸의 신호

제4장 막지는 못해도 늦춰야 할 노화

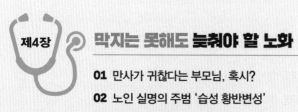

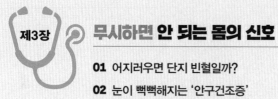

제5장 가을 · 겨울철에 주의해야 할 질환

제6장 더 무서울 수 있는 마음의 병

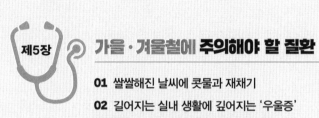

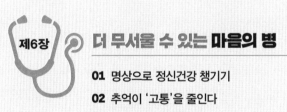

유엔이 2015년 발표한 인류의 새로운 생애 주기별 연령은 우리의 기존 관념을 깨뜨린다. 18~65세가 '청년', 66~9세가 '중년', 80~99세가 '노년', 100세 이상이 '장수 노인'이라고 한다.

1970년 62.3세에 불과했던 우리나라의 기대수명이 2021년에는 83.6세로 대폭 늘어난 것을 보면 더 체감이 된다. 예방 의학, 질병 치료 기술, 신약 개발 등 의학과 과학의 눈부신 발달로 인해 '수명연장', '100세 시대'라는 인간의 오랜 꿈이 우리 눈앞에 펼쳐지고 있다.

그런데 늘어나는 수명만큼 '무병장수'하며 살면 좋겠지만, 주변을 둘러보면 단순한 계절성 질환은 물론 당뇨, 고혈압, 치매 같은 만성·중증 질환을 겪는 사람이 많아 안타깝다. 통계청에 따르면, 한국인의 건강수명은 66.3세에 불과하다고 한다. 바꿔 말하면, 평균적으로 66.3세 이후 약 17년 정도는 '유병장수'한다는 의미다.

얼마 전 느닷없이 찾아온 코로나19 사태가 지구촌을 휩쓸고 지나갔다. 우리는 눈에 보이지도 않는 바이러스로 인해 일상이 무너지고, 업무 방식이 변하고, 만남이 통제되고, 더러는 소중한 사람을 떠나보내는 아픔도 경험했다.

이런 혼란 속에서 우리는 '세상에서 가장 중요한 것은 돈도 명예도 아닌 건강'이라는 진부한 말이 사실은 가장 위대한 진리였다는 점을 새삼 깨달았다. 아무리 문명이 고도로 발달했어도 우리가 여전히 각종 질병의 위협 속에서 살고 있다는 점도 자각했다.

이로 인해 사람들의 건강에 대한 관심은 그 어느 때보다 높아졌다. 특히 늘어난 수명에 대한 기대감을 반영한 '100세의 삶'을 다루는 콘텐츠들이 눈에 띄게 증가하고 있다. 유튜브, 블로그를 비롯한 다양한 매체와 플랫폼에서 이와 관련한 각종 정보와 자료가 넘쳐나고 있다.

하지만 이러한 정보의 양적 증가가 달갑지만은 않다. 사람들의 정보 획득은 과거에 비해 손쉬워졌지만, 한편으로는 도처에 허위 정보와 가짜 뉴스가 난무하기 때문이다.

특히, 건강 분야의 그릇된 정보는 잠재적 해악성이 매우 크다. 우리 인생, 가족의 행복과 직결된 문제이기 때문이다. 실제로 근거 없는 그릇된 상식이나 속설을 그럴듯한 알짜 정보로 포장하여 다수의 사람에게 해를 주는 경우가 적지 않다.

이러한 상황에서 이번에 뉴스1의 『100세 건강시대』 출간은 무척이나 반가운 일이다. 다양한 질병을 소개하며, 의료 전문가들의 진단과 조언을 바탕으로 오랜 기간 건강한 삶을 누릴 수 있는 검증된 정보와 방법을 선별해서 구체적으로 제시하고 있기 때문이다.

이 책의 내용들은 뉴스1이 2021년부터 연재하고 있는 '100세 건강' 코너의 기사들을 집대성하고 재구성한 것이다. '100세 건강' 코너는 올바른 의학 정보에 기초해 생명과 직결되는 고급 건강 정보를 접할 수 있는 공간이다. 평소 이 기사들을 즐겨보는 편인데, 우리가 주변에서 접하는 다양한 질병들을 다루고 있어 실생활에 유익하고 도움이 된다.

기사들은 주로 각각의 질병에 대해 실제 발병 사례, 증상, 놓치기 쉬운 병의 신호, 대처법 등을 소개한다. 또한, 성인병을 비롯해 계절성 질환, 여성 질환, 노화 관련 질환, 나쁜 습관에 따른 질환, 마음의 병 등에 관한 유용한 정보를 심도 있게 다루고 있다.

이뿐만 아니라 병의 접근을 미리 차단하기 위한 생활 속의 예방법도 구체적으로 소개한다. 여기에는 올바른 생활 습관과 식습관, 운동의 중요성, 운동 방법, 질병을 포착할 수 있는 자가 진단법 등이 포함된다.

이러한 유익한 기사 내용들을 이 두 권의 책을 통해 한꺼번에 볼 수 있게 되었다. 이 두 권의 책은 우리 주변에서 흔히 만나볼 수 있는 질병과 건강 이슈를 다루고 있기 때문에 누구나 공감할 수 있고, 뉴스1

일선 기자들의 꼼꼼한 취재와 의료 전문가들의 설명과 견해를 곁들이고 있기 때문에 신뢰성이 대단히 높은 내용을 담고 있다.

핵심 메시지는 명확하다. 장수의 시대가 다가오고 있지만 누구나 다 건강하게 오래 살 수 있는 것은 아니라는 것이다. 즉, 평소 일상에서 건강에 대한 지속적인 관심을 가지고 미리 자기 몸을 잘 관리하고 질병이 다가오지 않도록 대비 태세를 갖추지 않으면 100세의 삶의 대열에서 낙오한다는 것이다.

건강할 때 우리 주변에 도사리고 있는 질병에 대해 미리 경계한다는 것은 불확실한 미래의 위험에 대비하는 보험 메커니즘과도 유사하다. 그래서 이 책에 더욱 관심이 가기도 한다. 또한, 이 『100세 건강시대』 시리즈가 앞으로도 계속 출간된다고 하니 이에 대한 기대감도 크다.

우리는 무엇보다도 신뢰성 있는 건강 정보를 많이 알아야 한다. 또한, 이러한 정보를 나와 가족, 주변의 사람들의 건강 관리에 실질적으로 활용해야 한다. 이 책은 이 두 가지 목적을 충족할 수 있는 건강 지침서다. 누구나 옆에 두고 탐독하기를 적극 추천한다. 많은 사람이 이 책을 통해 100세 시대를 '무병장수'하며 살아가기를 기원한다.

KB손해보험 대표이사
김기환

의학의 아버지 히포크라테스는 "이유 없이 갑자기 생기는 병은 없다"고 말했다. 생각보다 많은 질병이 우리의 평소 생활 습관과 밀접한 관계가 있다. 그리고 이러한 생활 습관을 형성하는 것은 근본적으로 우리의 인식이다. 따라서 건강에 대한 우리의 올바른 인식이 건강 관리의 출발점이 되어야 할 것이다.

이러한 의미에서 뉴스1이 출간한 『100세 건강시대』는 건강에 대한 올바른 인식을 통해 올바른 행동(대비)을 끌어낸다는 점에서 의미가 있다. 이 책은 인간의 기대수명이 100세에 이른 시대를 맞아 우리가 반드시 알아야 할 필수 의학 정보를 주요 내용으로 한다.

이 책은 뉴스1 의학 담당 기자들이 취재해 연재했던 '100세 건강' 코너의 기사들을 단행본 시리즈로 기획해 엮어낸 것이다. 다양한 질병의 원인, 증상, 대책 등을 다루고 있으며, 여기에 많은 해당 분야

의료 전문가의 설명을 인용해 신뢰성 있는 정보를 전달하고 있다.

의료인의 입장에서 인간의 수명이 늘어난다는 것은 대단히 고무적이고 반가운 일이다. 하지만 한편으로는 단순히 수명이 길어진다고 해서 인류의 행복이 실현되는 것인지에 대한 의구심도 든다. 길어진 수명만큼 건강하게 잘 살면 좋겠지만, 현실적으로는 각종 질병에 시달리며 살아갈 기간이 늘어날 가능성도 높기 때문이다.

『100세 건강시대』는 바로 이러한 점을 잘 짚어내고 있다. 무조건 오래 사는 것이 중요한 것이 아니라 건강함을 오래도록 지속 가능하게 하는 삶이 중요하다는 메시지를 전하고 있기 때문이다. 이는 더 나아가 생산적인 삶, 가치 있는 삶, 의미 있는 삶이 무엇인지에 대한 근본적인 생각을 하게 만든다.

아무리 의학이 발달해 인간의 생명을 연장할 수 있다고 해도, 이에 동반하는 시간, 비용, 에너지, 정신건강 등의 막대한 소모를 생각하지 않을 수 없다. 따라서 가장 이상적인 것은 평소 올바른 건강 관리를 통해서 오래 살면서도 건강한 신체와 정신을 유지하는 일일 것이다.

건강한 삶을 오래 유지하려면 정확한 의료 정보를 많이 알아야 하고, 이를 바탕으로 질병을 예방하고, 질병이 찾아온 경우에는 적절하게 대처해야 한다. 하지만 최근 검증되지 않은 의료 정보나 가짜 뉴스가 무분별하게 쏟아지고 있다. 이는 사람들의 판단력을 흐리게 하고, 건강에 직결되는 부정적인 영향을 끼친다.

따라서 건강한 100세의 삶을 위한 대전제는 무엇보다도 과학적으로 검증된 전문적인 정보에 기반해야 한다는 것이다. 그러한 기준에서 볼 때, 이 책은 해당 질병에 대해 정확한 팩트(fact)의 취재와 함께 의료 전문가들의 설명과 견해를 인용한 고급 정보를 다루고 있다는 점이 가장 큰 장점이다. 이 책에서 적시적소에 우리 의료계의 전문가들이 참여해 정확한 정보를 전달하고 있다는 점은 무척 다행스러운 일이다.

우리는 의학과 과학이 발달에 힘입어 100세의 삶을 바라볼 수 있게 됐다. 하지만 우리 주변 곳곳에는 온전한 100세의 삶을 위협하는 요소가 너무나 많다. 우리의 먹는 음식, 행동, 습관 등이 쌓이고 쌓여 결국 병을 부르기도 한다.

몸이 보내는 이상 신호를 제때 알아채지 못해 큰 병을 키우기도 한다. 건강에 관한 부족한 상식이 노화를 앞당기기도 하고, 잘못된 습관이 성인병을 부르기도 한다.

이 책은 바로 이러한 우리 주변의 건강 이슈들을 다루고 있다. 미리 알고 대비해서 자기 관리에 충실하다면 최대한 피하거나 최소한 늦출 수 있는 질병들이 대부분이다.

100세를 살아간다는 것이 마냥 축복은 아니다. 건강하지 못한 상태라면, 수명연장은 오히려 고통일 수도 있다. 우리는 아프지 않은 100

세의 삶을 지향해야 한다. 그러기 위해서는 항상 건강에 대한 경각심을 가지고 평소 생활 속에서 건강을 유지하는 삶을 실천해야 한다.

『100세 건강시대』는 100세 시대를 의미 있게 살아가는 데 필수적인 내용들을 담고 있다. 지속 가능한 건강한 삶을 위한 길잡이로서 적극 추천한다. 남녀노소 누구나 보고 활용할 수 있는 검증된 유용한 의학 상식과 지식을 얻을 수 있다.

또한, 다양한 질병의 종류를 알려줌으로써 건강에 대한 경각심을 촉구하고, 질병에 걸리기 전에 이를 방어할 수 있는 노하우를 전한다. 각종 질병에 대한 정확한 정보는 건강에 대한 인식을 새롭게 하고 자기 몸을 더욱 아끼고 소중하게 대하는 계기를 마련해 줄 것이다.

이 책을 곁에 두는 것은 나와 내 가족, 더 나아가 내 주변 사람들의 건강을 지키는 출발점이 될 수 있다. 이 책을 통해 누구든 앞으로 다가올 100세의 삶을 건강하고 즐겁게 마음껏 누릴 수 있도록 준비할 기회를 마련하기를 기원한다.

순천향대학교 서울병원장
이정재

김범준 중앙대학교병원 의생명연구원장, 중앙대의과대학 피부과 교수

뉴스1에서 연재해 온 '100세 건강' 코너의 기사들이 책으로 출간됐다는 소식에 반가운 마음과 기대가 크다. 인터넷에 넘쳐나는 건강 정보 홍수 속에 뉴스1 의학 담당 기자들이 다양한 건강 질환에 대해 대한민국을 대표하는 권위 있는 대학병원 교수 전문의 위주의 인터뷰 및 자문을 통한 깊이 있고 정확한 취재를 통해 올바른 건강 지식을 제공하는『100세 건강시대』를 필독서로 추천한다.

박선진 경희대학교병원 대장항문외과 교수

이 책은 뉴스1 의학 담당 기자와 의사들의 협력을 통해 탄생한 건강백서다. 일반적인 건강 생활 수칙부터 전문적이고 정확한 의학 정보까지 제공한다. 각 분야의 전문의를 통해 신뢰할 수 있는 통찰과 조언이 풍부하게 수록돼 있다. 더 오래 건강하게 살기 위한 필독서로 건강을 소중히 여기는 모든 이들에게 강력히 추천한다.

백유진 한림대성심병원 가정의학과 교수

『100세 건강시대』는 우리가 꼭 알아야 할 건강 상식에서부터 성인병, 여성 질환, 노화, 계절성 질환, 정신건강은 물론 질병 예방과 최신 치료법에 이르기까지 다양하고 폭넓은 주제를 다루고 있다. 참여한 의료 전문가들의 수준 높은 설명과 뉴스1의 편집력이 돋보인다. 어려운 의학용어들을 독자들이 이해하기 쉽게 잘 풀어놓았다. 온라인과 소셜 미디어(SNS)상에서 난무하는 의학 정보들 속에서 차원이 다른 진주 같은 내용만을 담아낸 『100세 건강시대』를 적극 추천한다.

송태진 이대뇌혈관병원장

각종 건강 정보가 넘쳐나는 '100세 시대'다. 하지만 너무 많은 건강 정보가 오히려 우리의 건강에 해가 될 수도 있다. 그러한 점에서 의료 전문가들의 검증을 거쳐 독자들에게 올바른 건강 정보를 제공하고 있는 뉴스1의 '100세 건강' 기획 기사들이 책으로 출판됐다는 것은 의료인의 한 사람으로서 무척 반가운 일이다. 건강에 관심이 많은 사람들이 이 책을 통해 정확하고 유용한 건강 정보를 얻기를 희망한다.

양은주 대림성모병원 재활의학과 과장 겸 연세대학교 미래융합연구원 연구교수(암재활 전문의)

가치라는 말의 어원인 라틴어 'valere'는 '건강하다'는 의미를 가지고 있다고 한다. 질병이 있는 상황에서 다시 스스로의 기준을 만들 수 있는 자로 회복되는 과정은 참으로 위대하다. 당연하다 여겼던 삶의 정상이라는 기준을 새로 창조한다는 것은 얼마나 어려운 일인가. 그 과정에 필요한 지혜들을 모아 보물꾸러미처럼 책으로 엮은이의 정성이 고맙다. 이 책을 읽으며 다시 활기찬 삶을 시작하는 모두를 응원한다.

이상철 삼성서울병원 순환기내과 교수

'한강의 기적'이라 불리는 대한민국의 발전과 더불어 우리나라 사람들의 기대수명 역시 급격히 늘었다. 이제 '100세 시대'란 말이 더 이상 낯설지 않은 말이 되었다. 하지만 '수백우백(壽百又百)'이라 하여 '100년을 살았으니 100년을 더 살기를 기원한다'는 말이 있듯이, 『100세 건강시대』는 단순한 기대수명을 떠나 건강히 100세를 살아가고 그 이후까지 생각하고자 하는 바람들을 차곡차곡 쌓아 정리한 책이라고 생각한다. 가족의 건강을 지킬 소중한 정보들이 곳곳에 잘 정리되어 있으니, 곁에 두고 차근차근 꼼꼼히 읽어 보고 참고하기를 권한다.

최성 대구파티마병원 정형외과 과장(정형외과 전문의)

병원이라는 공간에서는 치료와 재발, 고통과 회복, 눈물과 웃음 등 수많은 희로애락이 교차한다. 이 책은 딱딱한 건강 지침서가 아닌 사람들의 이야기다. 질환으로 고통받는 환자와 가족, 이들의 아픔을 어루만지기 위해 고군분투하는 의료인들의 생생한 순간들을 고스란히 담고 있다. 동시에 깊은 전문성과 철저한 연구에 기반하고 있다. 100세 건강을 준비해야 하는 모든 사람을 위한 필독서로 이 책을 처방하고 싶다.

최호진 한양대구리병원 신경과 교수

최근 출처가 불분명한 건강·의학 정보가 논란을 유발하는 경우가 종종 있다. 다양한 인터넷 사이트와 SNS, 유튜브 건강 관련 채널 등이 늘어나면서 사람들에게 무분별하게 전달되는 잘못된 정보는 큰 사회적 문제가 되고 있다. 이러한 가운데 뉴스1의 '100세 건강' 코너는 건강에 관한 다양한 주제의 정보를 전문가의 견해를 담아 독자들에게 전달해 왔다. 이 유용한 정보들이『100세 건강시대』시리즈로 새롭게 엮여 출간되니 반가운 마음이다. 많은 사람이 이 책을 통해 다양한 질환에 대한 검증된 의학 지식을 습득할 기회를 가질 수 있기를 기대한다.

'호모 헌드레드(Homo Hundred)'라는 용어가 있다. 인간이 100세 넘게 사는 것이 보편화되는 시대가 현실이 되어가고 있음을 의미한다. 단순히 수명이 길어진 것이 아니라 건강을 잘 유지하며 오래오래 잘 사는 삶을 의미한다.

유엔이 2009년 '세계인구고령화(World Population Aging)' 보고서에서 처음 이 용어를 사용한 이후, 2000년에는 6개에 불과했던 평균수명 80세를 넘는 국가가 지난 2020년에는 30개국을 넘어섰다. 바야흐로 본격적인 '호모 헌드레드 시대'가 바짝 다가온 것이다.

전 세계의 100세 이상 인구는 2021년 34만 3,000명에서 2050년에는 320만 명으로 약 10배가량 증가할 것으로 보인다. 우리나라도 예외는 아니다. 통계청 인구동향조사와 인구총조사에 따르면, 우리나라는 100세 이상의 고령인구가 2017년 3,943명, 2018년 4,249명,

2019년 4,874명, 2020년 5,624명으로 점차 증가하는 추세다.

100세 시대를 촉진하는 것은 의학, 과학, 기술, 경제, 산업 등의 발달이다. 넘쳐나는 먹을 것, 건강 정보와 지식, 첨단 의료 기술이 유사 이래 최고의 풍요로움을 뒷받침하고 있다.

하지만 수명이 전보다 좀 늘었다고 해서 우리 앞에 마냥 장밋빛 인생이 펼쳐지는 것은 아니다. 우리는 그 어느 때보다 많은 질병의 위협 속에서 살아가고 있다.

노화에 따른 질병은 어쩔 수 없다고 해도, 아이러니하게도 우리 시대의 많은 질병은 우리가 창조한 풍요로움과 무관하지 않다. 현대인들은 고혈압, 당뇨병, 뇌졸중 등 각종 성인병에 노출되어 있다. 또한, 잘못된 생활 습관으로 인해 유발되는 질병도 많다. 현대인치고 만성적인 건강 문제 한두 개쯤 달고 사는 것은 드문 일이 아니다. '무병장수'가 아니라 '유병장수'인 셈이다. 따라서 보다 정확한 각종 질병에 대처하기 위한 건강 상식과 정보가 필수적이다.

100세의 삶이 누구에게나 당연하게 실현되는 것은 아니다. 평소 건강관리가 제대로 된 사람만이 건강하고 오랜 삶을 누릴 수 있다. 이 책은 바로 삶의 양과 질이 모두 중요해진 시대를 살아가는 데 필요한 지식과 정보를 담은 건강 지침서다.

건강에 관심을 가지고 평소 자기 건강을 꾸준하게 잘 관리하는 오로지 '준비된 사람'만이 '100세 건강시대'라는 문명의 혜택을 누릴 수 있다. 이 메시지를 전하는 것이 이 책의 목적이다.

건강 관리의 출발은 무엇보다도 올바른 건강 정보의 획득이다. 엄청나게 많은 정보의 홍수 속에서도 공신력 있고, 실제로 생활 속에서 실천 가능한 정보를 가려내고 활용하는 것이 중요하다.

이에 뉴스1은 2021년부터 본격적인 100세 시대의 흐름에 누구든 합류하도록 돕기 위해 '100세 건강'이라는 코너를 통해 건강 관련 기사들을 연재하며 독자들의 큰 호응을 받아왔다. 이 책은 그 기사들로 기획된 시리즈의 첫 발걸음이다.

이 시리즈는 일상에서 접하는 다양한 질병을 다루고 있다. 각종 질병의 현황, 증상, 원인, 대처법, 예방법 등을 소개하고, 전문의의 설명도 곁들여 알찬 정보를 전한다.

주요 내용은 성인병, 여성 질환, 계절성 질환, 노화, 정신 질환, 기타 질병 등으로 구성돼 있다. 또한, 몸이 보내는 건강의 적신호를 비롯해 건강을 유지하고 관리하는 데 필요한 운동법, 식사법, 생활 습관 등도 소개한다.

가장 큰 특징은 다루고 있는 각각의 질병마다 분야별 의료기관이나 의료 전문가들의 견해를 인용하고 있다는 사실이다. 이는 독자들이 속설이나 그릇된 상식이 아닌 과학적으로 검증되고 정확한 의학 정보를 바탕으로 자신의 건강을 관리하는 데 보탬이 될 것이다.

이제 얼마나 오래 사느냐보다 어떻게 잘 오래 사느냐가 더 중요한 이슈다. 누구든 문명 발달에 따른 장수의 혜택을 맘껏 누리면서도 인간의 존엄성을 유지하고, 생산적이며, 가치 있는 삶을 사는 것이 인생의 지향점이 되어야 한다. 이를 위해 일상에서 질병이 발생할 수 있는 위험 요소를 충분히 인식하고 대비하는 것이 중요하다.

이 책에는 우리 주변에서 흔히 볼 수 있는 다양한 질병의 현황과 많은 전문적인 의학 정보와 건강 정보가 담겨 있다. 그럼에도 내용은 무겁지도, 지루하지도 않다. 책 전반에 실려 있는 다양한 그래픽과 도표 등 시각 자료는 글의 내용에 대한 이해를 돕는다. 곁에 두고 가볍게 읽으면서도 건강에 관한 생활 밀착형 정보를 얻을 수 있다.

이 책은 '100세 삶의 시대', '호모 헌드레드 시대'의 여정을 함께하는 데 유용한 동반자다. 일상의 벗처럼 가까이 두고 시간 나는 대로 틈틈이 읽으며 건강 상식을 쌓아간다면 건강 관리의 유용한 지침이 될 것이다. 아울러 보다 활기 있고 가치 있는 삶을 오래도록 이어가는 데 필요한 통찰과 혜안을 얻게 될 것이다.

제1장

성인병이 건강을 위협한다

01
뱃살 못 빼면 성인병 쓰나미

절제하지 못하는 식욕은 만병의 근원이 된다

●

| 의학 자문 인용 |

서울아산병원
질병관리청

“뱃살·혈압·혈당·중성지방·콜레스테롤 중
셋 이상에 해당하거나
허리둘레가 남성 90㎝ 이상, 여성 85㎝ 이상이면
건강에 적신호가 켜진 것이다.”

요양병원 직원으로 근무하는 김남영(42) 씨는 지난해 연말 건강검진을 받고 국민건강보험공단으로부터 ‘대사증후군 주의 단계’라는 우편물을 받았다. 90㎝가 넘는 허리둘레와 높은 혈압이 문제였다.

1년 전 받은 검진 결과는 대사증후군이었다. 1년 사이에 몸 상태가 조금 좋아졌지만, 여전히 만성질환에 노출된 상태다.

김 씨는 “식욕을 잘 다스리지 못해 뱃살이 늘어난 게 건강에 나쁜 영향을 미친 것 같다”며 “매일 꾸준히 운동하는 것보다 식이조절이 훨씬 힘들다”라고 하소연한다.

질병관리청과 서울아산병원에 따르면, 대사증후군은 혈압과 공복

혈당, 복부비만(허리둘레), 중성지방, 고밀도 지방 중 세 가지 이상 해당하는 경우를 말한다. 1~2개 해당하면 대사증후군 주의 단계다. 둘 다 심혈관계 질환 위험인자인 대사 문제가 동시다발적으로 발생하는 건강 적신호다.

| 대사증후군 세부 진단법 |

구분	내용
허리둘레	남자: 90㎝ 이상 여자: 85㎝ 이상
혈압	수축기 130㎜Hg 이상 이완기 85㎜Hg 이상
공복혈당	100㎎/dL 이상
중성지방	50㎎/dL 이상
고밀도지단백 콜레스테롤	남성: 40㎎/dL 미만 여성: 50㎎/dL 미만

진단 결과: 1~2개: 대사증후군 주의 단계
3개 이상: 대사증후군

세부적인 진단 기준은 고혈압은 수축기 혈압이 130mmHg(수은주밀리미터) 또는 이완기 혈압이 85mmHg 이상, 공복혈당 100mg/dL(데시리터 당 밀리그램) 이상, 허리둘레가 남성 90㎝ 이상·여성 85㎝ 이상, 중성지방이 150mg/dL 이상, 고밀도 지단백 콜레스테롤(HDL)이 남성은 40mg/dL 미만·여성은 50mg/dL 미만인 경우다.

우리나라 성인 10명 중 7명은 심근경색과 협심증 등 심장병, 뇌졸중 등 심혈관계 질환을 일으키는 위험 요인을 가지고 있다. 특히 대사증후군인 경우 심혈관계 질환으로 사망할 위험이 대사증후군이 없는 사람보다 4배가량 높다.

대사증후군은 정확한 검사가 필요하다. 허리둘레는 숨을 편안히 내쉰 상태에서 갈비뼈 밑 부분과 골반뼈 윗부분의 중간 부위를 너무 압박하지 않고 측정한다. 혈압도 담배를 피우지 않고 카페인도 섭취하지 않은 안정적인 상태에서 2회 이상 측정해 평균값을 매긴다. 혈당과 중성지방 등은 혈액검사로 이뤄진다.

대사증후군은 심혈관계 위험인자가 많을수록 합병증 및 사망률이 치솟는다. 적절한 치료와 생활 습관 개선이 없으면 지방간, 만성 신질환, 여성의 경우 다낭성 난소 증후군 등이 생길 수 있다.

뱃살을 빼지 못하면 성인병을 피할 수 없다. 뱃살이 늘어나면 고혈압과 당뇨병, 이상지질혈증 모두가 나빠진다. 복부 비만이 만병의 근원으로 불리는 이유다.

식이조절을 포함한 식생활 개선, 꾸준한 운동을 해야 건강을 되찾을 수 있다. 과체중 또는 비만인 경우 6~12개월 동안 5~10% 감량을 목표로 체중을 줄여야 몸에 무리가 가지 않는다. 이를테면, 체중이 80kg 남성이 전체 5%인 4kg만 줄여도 혈압과 혈당 수치 등을 어느 정도 개선한다.

체중 감량은 현실적인 목표가 중요하다. 1일 섭취 열량을 기존 섭취량에서 500~800kcal 줄이도록 노력하되, 무조건 밥을 굶는 것은 금물이다. 소식하더라도 세 끼를 다 먹는 게 좋다. 밥을 먹지 않으면 당장 살은 빠질 수 있어도 요요현상이 나타날 가능성이 높다.

무엇보다 동물성 지방과 단순당 섭취를 제한해야 한다. 복합 탄수화물로 채소와 해조류를 먹는 게 좋다. 혈압 관리를 위해서는 싱겁게 먹는다.

등푸른생선과 저지방 및 무지방 식품, 채소, 과일, 단백질을 골고루 섭취해야 다이어트 효과가 나타난다. 반면 탄산음료와 술, 밀가루 음식, 설탕, 과도한 나트륨, 튀김 등 기름진 음식 등은 피해야 한다. 지나치게 음식을 먹지 않으면 영양 불균형을 초래해 다이어트에 실패할 확률이 높다.

심뇌혈관계 질환을 예방하려면 포화지방산 섭취를 총 열량의 7% 이내로 줄이고, 오메가-3 같은 고도불포화지방산으로 대체하는 게 좋다. 빵과 과자, 육류 가공식품에 함유된 트랜스 지방의 섭취도 최소화해야 한다.

탄수화물을 과도하게 섭취하면 총콜레스테롤, 저밀도 콜레스테롤, 중성지방이 증가하고 고밀도 콜레스테롤이 감소한다. 탄수화물은 단순당과 복합당으로 나뉘는데, 대사증후군 환자는 흰쌀과 밀가루 같은 단순당 섭취를 줄이는 대신 통곡물을 먹는다.

운동도 필수다. 인슐린 저항성을 개선하는 데 효과적이기 때문이다. 규칙적인 운동은 심뇌혈관계 질환을 예방한다. 앉아서 일하는 사람이 규칙적으로 운동하는 사람에 비해 제2형 당뇨병과 심장병의 발생률이 30~55% 더 높다. 모든 대사증후군 환자는 운동이나 신체 활동을 늘려야 한다.

중등도 이상 운동은 1주일에 2.5~5시간, 고강도 운동은 1~1.5시간 실행할 것을 권고한다. 중등도 운동은 주관적 운동강도(자각 강도)를 10점 만점으로 했을 때 5~6점에 해당하는 강도다. 이를테면, 빨리 걷기와 자전거 타기, 배드민턴 연습, 수영 연습 등이다.

고강도 운동은 자각 강도가 7~8점이다. 등산과 배드민턴 시합, 조깅, 줄넘기 등이 해당한다. 운동은 몰아서 하는 것보다 시간이 짧더라도 매일 하는 게 효과적이다. 운동을 할 시간이 부족하면 일상생활에서 계단 오르기를 해도 좋다. 운동을 시작한 사람의 절반가량은 1년 이내에 중단한다고 알려져 있다. 꾸준한 운동이 중요하다.

금연과 절주도 대사증후군 개선에 반드시 필요하다. 흡연은 동맥경화 및 혈전 생성을 촉진해 심뇌혈관계 질환이 생길 위험을 높인다. 알코올 섭취도 심혈관계 질환 위험을 증가시키므로 절주하는 게 중요하다.

02

비만 관리, 어릴 때부터 해야

잘못된 식습관과 운동 부족이
체중 증가의 주 원인이다

| 의학 자문 인용 |

대한비만학회
미국소아과학회(AAP)
서지영 노원을지대학교병원 소아청소년과 교수

“소아·청소년 비만이면
성인 비만 가능성이 5배나 높다.
"비만 치료는 혼자만의 의지로는 안 되며
고도비만은 약물치료가 필요하다.”

매년 1~2월은 학교의 겨울방학과 봄방학이 이어져, 아이들의 규칙적인 생활 방식이 흐트러지기 쉽다. 특히 추운 날씨 탓에 외부 활동이 줄거나 운동 부족으로 인해 자칫 비만으로 이어질 수 있다.

그런데 대한비만학회에서 초등학생 부모 1,000명을 대상으로 한 온라인 설문조사에 따르면, 과체중이나 비만 자녀를 둔 부모의 67.8%는 자녀의 체중을 자주 재보지 않는다고 답했다. 기회를 만들어 자녀 건강을 함께 살피는 것도 중요하다.

소아·청소년 시기 비만은 성인이 돼서도 지속될 가능성이 높다. 한 체계적 문헌 고찰과 메타분석 연구에 따르면, 비만인 소아·청소년은 비만이 아닌 사람에 비해 성인일 때 비만 가능성이 5배 높았고, 비만 청소년의 80%가 성인이 돼서도 비만일 것으로 나타났다.

비만인 소아·청소년은 성인병이 조기에 나타날 뿐만 아니라 관련 합병증이 유발될 수 있다. 사춘기가 일찍 나타날 수 있으며 성장판이 조기에 닫혀 결과적으로 천천히 자라나는 아이들보다 성인이 됐을 때 최종 키가 작을 수도 있다.

몸무게를 지탱하느라 무릎 관절이나 척추에 통증을 호소하는 한편, 인지적·정서적·사회적 발달이 이뤄지는 시기에 부정적 영향을 줄 수 있어 빠른 진단과 치료, 그리고 관리가 요구된다.

| 비만 진단 체질량 지수(BMI) |

BMI=(자기 체중-신장별 표준체중)×100/표준체중
표준체중=(신장-100)×0.9

BMI수치	비만도
18.5 미만	저체중
18.5 ~ 22.9	정상
23.0 ~ 24.9	과체중 (비만 전 단계)
25.0 ~ 29.9	비만1단계
30.0 ~ 34.9	비만2단계
35.0 이상	비만3단계 (고도비만)

비만의 정도는 체질량 지수(BMI)를 통해 평가하는데, 체중에서 신장별 표준체중을 뺀 뒤 그 결과를 표준체중으로 나누고 곱하기

100%를 하면 나온다. 체질량 지수가 85 이상~95 백분위수 미만이면 과체중, 95 백분위수 이상이면 비만이다.

비만의 가장 큰 원인은 무엇보다도 건강하지 못한 식습관과 운동 부족이다. 특정 질병 때문에 발생하는 증후성 비만은 1%도 안 된다. 유전적 원인보다 달라진 식습관, 생활 습관, 비활동적인 가족 성향 등 환경적인 요인에 의해 급증하는 추세다.

비만을 예방하려면 올바른 식습관을 확립해야 한다. 일찍 자고 일찍 일어나며, 아침식사는 거르지 않고 저열량 식이요법을 하되 3대 영양소인 '탄수화물 55~60%·단백질 7~20%·지방 15~30%'로 균형 잡힌 식사를 해야 한다.

지방이 적고 섬유질이 많은 음식을 먹되 저녁 7시 이후 음식을 먹지 않아야 한다. 군것질을 비롯해 패스트푸드, 가공식품, 음료수 섭취는 절대 금하며, 음료수 대신 물 마시기를 권한다.

또한, 매일 활발하게 움직일 수 있게 주 3회 최소 30분 이상 유산소 및 근력 운동을 하고, 학습 목적이 아닌 TV 시청, 스마트폰 이용, PC 게임 등은 하루 총 2시간 미만으로 제한한다.

신체활동이 생활 일부가 되는 방법을 찾아주며 좋아하고 흥미를 느끼는 운동 종목 위주로 혼자가 아니라 가족이 함께 운동한다. 미국소아과학회(AAP)도 부모나 보호자의 역할을 강조하며 가정환경의 변화 등을 요구했다.

다만, 학회는 소아·청소년 비만 관련 임상 진료 지침을 바꿨는데, 기존의 적극적 감시를 넘어 조기 비만 치료까지 권장했다. 특히 필요하다면 보조요법으로 약물 치료와 비만 대사 수술까지 고려할 수 있다고 밝혔다.

| 2017~2021 이상 체중 비율 증감 추이 |

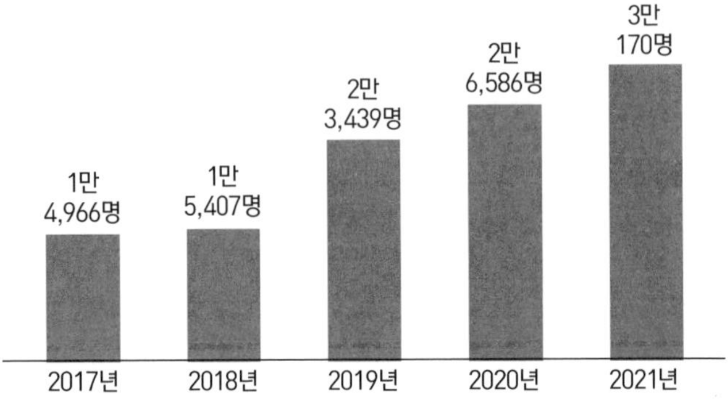

자료: 국민건강보험심사평가원

학회는 만 12세 이상 소아·청소년 비만환자에게 보조요법으로 체중 감량 약물요법을 권장했으며, 중증 비만이 있는 만 13세 이상의 청소년 비만 환자에게는 종합 비만 수술센터에서 비만 수술 평가가 필요하다고 전했다.

대한비만학회도 소아·청소년 비만에 대해 2022년 비만 진료 지침을 통해 '집중적인 식사·운동·행동치료에도 지속적인 체중 증가를 보이고 비만 동반 질환이 조절되지 않을 경우' 경험 있는 전문의에 의한 약물치료 고려를 권고하고 있다.

전문가들은 비만이 복합적인 질환이라며 단계적인 접근을 강조했다. 서지영 노원을지대학교병원 소아청소년과 교수는 "어른과 달리 성장을 계속한다는 점을 잊지 말아야 한다"고 진단한다.

서 교수는 "성장에 도움이 되는 단백질과 칼슘이 많이 함유된 음식 위주로 섭취하면서 매일 꾸준히 운동하면 성장호르몬 분비가 촉진된다. 키가 크면서 자연히 비만이 해소될 수 있다"며 "일단 체중이 더 늘어나지 않는 게 중요하다"라고 조언한다.

03

젊은층 돌연사 주범 '심근병증'

심장 근육이 두꺼워지면
강심장이라고?

| 의학 자문 인용 |

이상철 삼성서울병원 순환기내과 교수

"심근병증은 가장 흔한 유전성 희귀 심장 질환인데
환자의 85%는 진단조차 못 받고 있다.
비대해진 심장 근육을 치료하고 환자 일상을 돌려놓을
신약(캄지오스캡슐)이 최근 등장했다."

● 심장벽이 비정상적으로 두꺼워지면서 좌심실의 구조를 변형시키는 '비대성 심근병증(HCM)'이 젊은층의 돌연사를 유발해 왔다는 전문가 경고가 제기돼 사회적인 관심이 요구된다. 최근 비대해진 심장 근육에 직접 작용하는 먹는 약이 국내 처음으로 허가돼 다양하게 활용될 전망이다.

비대성 심근병증은 심장벽이 비정상적으로 두꺼워지면서 혈액이 온몸으로 나가는 부위인 좌심실의 구조를 변형시키는 희귀 심장 질환이다. 심할 경우 두꺼워진 심장 근육이 좌심실 유출로를 막아 혈류가 차단되는 폐색성(oHCM)으로 나타날 수 있다.

심장 근육의 수축력은 증가하는 반면, 이완 기능이 떨어지기 때문에 전신에 충분한 혈액을 제대로 공급하지 못하게 된다. 심장의 기능과 구조에 이상 증상이 발현되면 심할 경우 계단 오르기, 달리기 등의 가벼운 동작이나 신체활동을 할 때도 호흡곤란, 협심증, 부정맥, 실신, 심부전 등 다양한 증상을 경험하게 된다.

| 비대성 심근병증 주요 증상 |

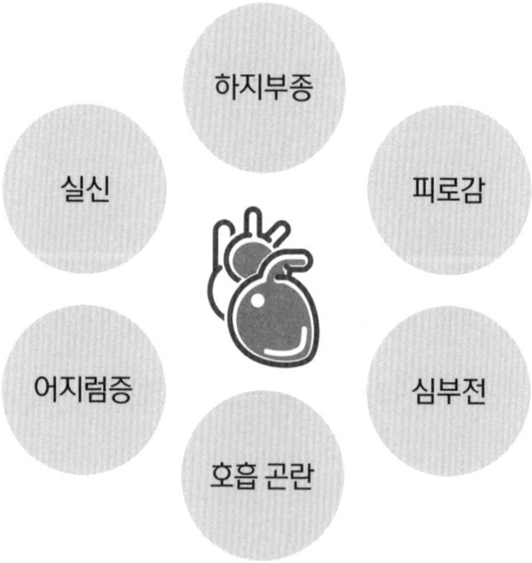

가능한 활동의 폭이 상당히 제한되므로 환자는 고강도 육체 활동을 하지 않는 게 좋다. 특히 젊은 비대성 심근병증 환자에게 돌연사 위험이 커 무척 위협적이다. 실제로 35세 미만의 운동선수에게 발생하는 돌연 심장사의 주요 원인 중 하나가 비대성 심근병증이다.

그런데도 전체 85%의 환자는 진단되지 않은 것으로 추정된다. 증상 발현 시기가 환자마다 상당한 차이를 보일 뿐만 아니라 증상이 없는 환자도 있기 때문이다. 진단이 늦어질수록 증상이 나빠지거나 새 증상이 발현돼 환자 일상과 삶의 질에 악영향을 미칠 수 있다. 따라서 조기 발견이 관건이다.

이상철 삼성서울병원 순환기내과 교수는 "폐색성 비대성 심근병증은 심장 근육이 두꺼워지는 형태적 변화를 넘어서서 전신 혈액 공급에 문제가 생겨 심방세동, 돌연사까지 초래할 질환"이라며 "환자들은 예기치 못한 증상들로 평범한 일상을 영위하는데 신체적, 정서적으로 많은 어려움을 겪어 왔다"라고 강조한다.

지금까지 비대성 심근병증을 치료할 방법으로는 약물 치료와 침습적 치료가 있지만, 두 방법 모두 근본적 차원에서 한계가 있었다. 약물치료 옵션으로는 베타차단제, 칼슘채널차단제 등을 사용해 단기적으로 심장 근육의 수축력을 감소시킬 수 있지만 장기적인 개선을 기대하기가 어려웠다.

약물치료로 증상 조절이 어려운 경우에는 비대해진 심장 근육을 수술로 제거하거나 알코올을 주입해 근육 부위를 괴사시키는 침습적 치료도 가능하지만, 매우 제한적으로 실시해왔다. 그런데 비대해진 심장 근육에 직접 사용하는 첫 경구용 치료제 캄지오스캡슐(성분명 마바캄텐)이 최근 새롭게 등장했다.

심장 근육을 비대하게 만드는 마이오신 섬유의 활동을 억제해 폐색성 비대성 심근병증을 근본적으로 치료할 수 있는 최초이자 유일한 치료제다. 좌심실 유출로가 폐색된 비대성 심근병증 환자를 대상으로 한 임상 연구에서 이 약은 위약군보다 심장 기능과 운동 능력을 유의하게 개선했다. 식품의약품안전처에 따르면, 캄지오스캡슐은 심장 근육 세포의 수축을 유도하는 단백질인 마이오신을 억제해 심장 근육의 과도한 수축을 완화하고 환자의 운동 기능과 증상을 개선한다.

| 효과적인 심근병증 예방법 |

- ☑ 콜레스테롤 관리
- ☑ 꾸준한 운동
- ☑ 금연
- ☑ 음주 절제
- ☑ 혈당 관리
- ☑ 약물 오남용 금지
- ☑ 수면 무호흡증 치료
- ☑ 정기적 검진

이 약으로 치료받은 환자의 절반가량에서 가장 경미한 단계까지 증상이 개선됐으며 74%의 환자는 수술을 고려하지 않아도 될 정도로 폐색됐던 좌심실 유출로 압력 차가 개선됐다. 더욱이 환자 부담이 높은 침습적인 치료 방식이 아니라 먹는 약만으로 증상 및 삶의 질 개선이 가능하다는 게 특징이다.

이 교수는 "그동안 폐색성 비대성 심근병증을 효과적으로 치료하기 위한 여러 시도가 있었지만, 근본적으로 환자 증상을 개선하고 일상을 회복시키는 게 사실상 어려웠다"며 "폐색성 비대성 심근병증 환자들을 위해 더 나은 치료 혜택을 제공할 수 있는 환경이 하루빨리 조성되길 바란다"라고 조언한다.

04

성인 7명 중 1명, 흔해진 '당뇨병'

당뇨병이 있는 경우라면
식사 후 과일 섭취도 피해야 한다

| 의학 자문 인용 |

연세대학교 보건대학원
이용호 세브란스병원 내분비내과 교수

"당뇨병은 발병 전 단계부터
철저하게 관리해야 한다.
당뇨병 발병 시 적절한 수면과
단백질 섭취 등이 필요하다."

● 당뇨병은 우리나라 30세 이상 성인 7명 중 1명꼴로 발생하는 대표적인 만성질환이다. 초기에 뚜렷한 증상이 없어 '침묵의 살인자'라고도 불린다.

당뇨병은 초기에 큰 증상이 없다. 당뇨병에 걸린 줄 모르고 평소대로 식습관을 이어가다 심한 경우 심장마비가 발생하거나 실명까지 될 수 있으므로 각별하게 주의해야 한다.

이용호 세브란스병원 내분비내과 교수는 "최근 당뇨병 발병 연령층이 점점 낮아지고 있다"며 "당뇨병을 예방하고 치료하기 위해서는 규칙적인 수면 시간 확보와 꾸준한 유산소·근력 운동, 균형 잡힌 식생활이 매우 중요하다"라고 조언한다.

국민건강보험공단과 건강보험심사평가원이 공동 발간한 '2021년 건강보험통계연보'에 따르면, 당뇨병으로 진료를 받은 환자는 356만 4,059명으로 조사됐다. 이는 전년도의 334만 6,000명보다 6.5% 늘어난 수치다.

| 2021년 생애주기별 성별 '당뇨병' 진료 인원 |

단위: 명,%

단계		전체	영유아기 (0~6세)	학령기 (7~18세)	성년기 (19~39세)	중년기 (40~64세)	노년기 (65세 이상)
계		356만 4,059명	326	9,456	15만 5,869	173만 6,651	166만 1,757
		100%	0	0.3	48.7	48.7	46.6
여성		198만 6,267명	157	5,130	9만 7,601	109만 1,887	79만 1,492
		100%	0	0.3	4.9	55	39.8
남성		157만 7,792명	169	4,326	5만 8,268	64만 4,764	87만 256
		100%	0	0.3	3.7	40.9	55.2

자료: 국민건강보험공단

당뇨병이란 인슐린의 분비나 작용에 이상이 생겨 혈액 속 포도당의 수치가 높아져 생기는 질환이다. 췌장에서 분비돼 혈당을 낮추는 단백질성 호르몬인 인슐린이 부족하거나 정상적인 기능을 못 하는 경우 발생한다.

이로 인해 당수치가 높아지면 소변에 당이 섞여 나와 당뇨병이라고 부른다. 고혈당이 만성적으로 지속되면 체내 곳곳에 합병증이 진행될 수 있고, 심한 경우 세포 내 에너지 부족으로 인해서 몸이 야위기도 한다.

당뇨병 발병 연령층은 다양하다. 선천적으로 췌장의 인슐린 분비 기능이 낮아 발생하는 '제1형 당뇨병'은 소아와 젊은 성인에서 주로 발생한다. 고칼로리 음식의 습관적 섭취, 과체중, 비만 등 부적절한 식생활 습관으로 발생하는 '제2형 당뇨병'은 성인병이다.

당뇨병은 초기에 큰 증상이 없다. 물론 혈당이 매우 높은 경우 물을 많이 마시거나 소변을 자주 보게 되며 체중이 감소하는 등 대표적인 증상들이 나타나기도 한다.

하지만 이 증상들로 당뇨병을 유추하기는 어렵다. 당뇨병인 줄 모르고 방치하다간 혈관이 막혀 뇌졸중이 올 수도 있고, 더 심하게는 심장마비나 실명이 발생하기도 한다.

따라서 당뇨병이 의심되면 당화혈색소 검사와 지질검사, 심전도 검사, 소변 알부민 검사를 통해 혈당치, 지질 수치, 단백뇨 유무 등을 확인해야 한다. 또한, 망막 검사와 신경 및 발 검사를 받아 합병증이 있는지도 검사해야 한다.

당뇨병은 혈중 당수치로 진단을 내린다. 공복 시 혈당이 126㎎/dL 이상, 포도당액 섭취 2시간 후 혈당이 200㎎/dL 이상, 혹은 지난 3달간의 평균 혈당 수치를 반영해 주는 당화혈색소가 6.5% 이상이면 당뇨병으로 진단한다.

이 기준에 미치지 않더라도 공복 혈당이 100㎎/dL 이상이거나 식후 혈당이 140~199㎎/dL 또는 당화혈색소가 5.7~6.4%인 경우 당뇨병 전 단계로 진단하며 당뇨병으로 진행하지 않도록 주의를 기울여 관리해야 한다.

먼저 적절한 수면은 당뇨병 환자의 사망률을 낮춘다. 수면하는 동안 자율신경계가 호흡, 혈압, 체온 등 생존에 필수적인 요소를 조절하기 때문이다.

수면 시간이 너무 적거나 많아도 안 된다. 수면 시간이 적으면 자율신경계 기능이 저하돼 혈압이 오르고 호흡이 부족해진다. 또한, 수면 시간이 길면 얕은 잠을 자게 돼 면역력 증진 등 생리 기능이 낮아진다.

이 교수는 "수면의 질을 높이기 위해 잠자는 환경을 어둡고 조용하게 만드는 것이 좋다"라고 조언한다.

당뇨병 환자는 단백질을 합성해 손실을 막아주는 인슐린이 분비되지 않거나 정상인과 비교해 작용 기능이 저하된 경우가 많다. 그래서 당뇨병 환자는 근 손실이 생기며 근력이 떨어져 혈당 조절 기능이 저하된다.

연세대학교 보건대학원 연구에 따르면, 허벅지 둘레가 1㎝ 줄 때 당뇨병 발병 위험성이 남자는 8.3%, 여자는 9.6%씩 증가했다. 연구팀은 남자의 경우 허벅지 둘레 60㎝, 여자는 57㎝ 이상으로 유지하는 것이 바람직하다고 제시했다.

이 교수는 "당뇨병이 있다면 근력 운동의 비중을 늘리고 단백질을 충분히 섭취해야 한다"라고 조언한다.

균형 잡힌 식생활도 중요하다. 당뇨병 환자는 혈당 조절이 잘 되는 경우에 한해서 소량의 음주가 허용되긴 하지만, 당뇨병뿐만 아니라 각종 합병증을 악화시킬 수 있으므로 되도록 술을 마시지 않도록 권고한다.

탄산음료나 과당이 높은 과일 등도 피하는 게 좋다. 갈증을 느낀다면 생수를 마시고, 탄산음료보다는 스포츠음료를 섭취해 혈당 상승을 방지해야 한다.

이 교수는 "특히 식사를 하게 되면 인슐린 분비가 늘어나 혈당이 높아지기 때문에 식사 직후 과일 섭취를 자제하는 것이 좋다"라고 당부한다.

05

낮잠이 쏟아진다고요?

이유 없이 졸음이 온다면 고혈압이나 뇌졸중이 의심된다

| 의학 자문 인용 |

라즈 다스굽타 박사(서던캘리포니아대 케크 의대 임상의학과)

"낮잠 자체는 무해하지만,
수면장애의 경고 신호일 수 있다.
낮잠을 자는 사람은
고혈압과 뇌졸중에 더 잘 걸린다."

낮잠을 자주 자는 사람이 고혈압이나 뇌졸중에 걸릴 확률이 높다는 연구 결과가 있다. 낮잠 자체는 무해하지만, 자주 낮잠을 자려는 것은 수면장애가 있음을 보여주는 것이며, 수면장애는 혈관 질환과 연관되기 때문이다.

미국 CNN에 따르면, 미국심장협회(AHA) 학회지 '고혈압'에 발표된 한 연구는 일반적으로 낮잠을 잔 연구 참가자들은 낮잠을 자지 않은 사람들에 비해 나중에 고혈압에 걸릴 확률이 12% 더 높았고, 뇌졸중에 걸릴 확률이 24% 더 높았다고 밝혔다. 60세 미만일 경우 낮잠을 거의 자지 않는 사람에 비해 매일 낮잠 자는 사람의 고혈압 발병 위험은 20% 더 높아졌다.

이 연구는 2006년부터 2010년까지 영국에 거주 중이었던 사람들의 건강 관련 데이터 베이스인 영국 바이오뱅크에 수집된 36만 명의 낮잠 정보를 바탕으로 이뤄졌다. 이들은 정기적으로 혈액, 소변, 타액 샘플을 제공하고 4년간의 연구 기간 중 4번에 걸쳐 낮잠에 대한 질문에 답했다. 질문은 낮잠 지속 시간이 아니라 낮잠 횟수를 중심으로 이뤄졌다.

연구진이 제2형 당뇨병, 기존 고혈압, 고콜레스테롤, 수면장애, 야간근무자 등 고혈압 위험이 높은 사람들을 제외한 뒤에도 결과는 그대로 유지됐다. 아울러 규칙적으로 낮잠을 잔 대부분의 사람은 담배를 피우고, 매일 술을 마시고, 코를 골며, 불면증을 앓고 있으며, '저녁형 인간' 유형이었다.

미국 서던캘리포니아대 케크 의대 임상의학과 부교수인 라즈 다스굽타 박사는 "낮잠은 저변에 있는 수면장애의 경고 신호라고 본다"면서 "밤 수면 부족이 과도한 낮 피로를 유발해 낮잠을 자게 할 수 있다"라고 말한다.

밤에 수면이 부족한 이유는 약물이나 술, 하지불안증후군, 코골이, 불면증 등이 있다.

다스굽타 박사는 "만약 (일시적) 수면 부족이라면 낮 12시에서 2시 사이 15~20분간 낮잠을 자는 것도 좋다. 하지만 만성 불면증이 있다면 낮잠을 권하지 않는다. 밤에 원활하게 잘 수 있는 동력을 빼앗기 때문"이라고 말한다.

몸이 피곤하거나 능률이 안 오를 때 잠깐 자는 낮잠은 그야말로 꿀잠이다. 하지만 낮잠이 습관이 될 경우 오히려 일상생활에 지장을 줄 수 있어 조심해야 한다.

| 한국인 수면시간 |

자료: OECD 통계자료

동물은 자는 시간이 일정하지 않은 다상성(多相性)의 수면을 취하기 때문에 하루에 몇 번이나 잔다. 하지만 인간은 갓난아기를 빼면 보통 야간에 1회만 몰아서 잠을 잔다.

낮잠뿐 아니라 잠 자체가 고혈압이나 뇌졸중 등의 혈관 질환과 밀접한 관계가 있다. 수면은 우리 몸 전체가 쉬는 휴식 시간이라 심장도 느리게 뛰고 혈압도 깨어 있을 때보다 낮아진다.

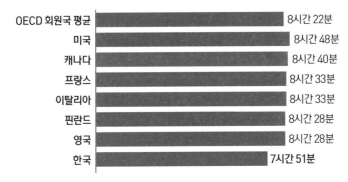

하지만 수면이 모자라면 심장이나 심뇌혈관이 잘 쉬지 못한다. 역으로 심장이나 혈관에 문제가 있으면 수면에 영향을 준다. 잠과 심장이나 혈관은 영향을 주고받으며 서로 상태를 악화시킬 수 있기 때문에 잠을 잘 관리해야 한다고 전문가들은 조언한다.

더 나아가 불규칙한 잠 자체가 건강에 해롭다. 미국 CNN에 따르면, 주중에는 일이나 공부 때문에 늦게까지 자지 않고 있다가 주말에 몰아 자거나, 반대로 주중에는 규칙적으로 살았지만 주말에 파티로 밤을 꼬빡 새는 경우 둘 다 건강에 심각한 영향을 끼친다.

장거리 비행기 여행은 아니지만 일상생활 속 수면 패턴이 극단적으로 다른 것을 '사회적 시차(social jet lag)'라고 하는데, 이것이 당뇨병이나 심장병 같은 병의 위험성을 높일 수 있다는 것이다.

최근 미국 피츠버대 연구팀은 30~54세 실험 참가자들을 대상으로 수면 패턴을 추적해 건강과 수면 패턴 사이의 관계를 분석했다. 그 결과 이들 중 85%가 휴일에 늦잠을 자는 수면 패턴을 갖고 있었고, 이런 사회적 시차가 클수록 당뇨와 심장질환 위험이 컸다.

앞서 2017년 미국 애리조나 대학이 22~60세 성인 1,000명을 대상으로 실시한 연구에서도 사회적 시차는 심장병 및 우울증과 연관이 있었다. 연구진은 1시간씩 수면 시간이 이동하면 심장병에 걸릴 확률이 약 11% 더 높다는 사실을 발견했다.

또한, 1시간 수면 시간 이동마다 건강 상태가 좋지 않거나 보통이라고 보고할 확률이 상태가 매우 좋다고 말할 경우보다 28% 더 높아졌다. 또 사회적 시차를 겪는 이들이 더 기분이 우울하고 더 졸리고 더 피곤한 것으로 나타났다.

많은 사람이 어느 날 1시간 덜 잔 것을 다음날 1시간 더 자면 벌충할 수 있다고 생각한다. 하지만 전문가들에 따르면, 잠의 방정식은 이보다 훨씬 복잡하다. 2016년 사이언티픽 리포트에 실린 한 연구는 1시간의 수면 부족은 나흘간 충분히 자야 해소되는 것으로 나타났다. 게다가 잠을 줄였다 늘렸다 하는 것 자체가 수면 리듬을 더욱 흐트러뜨려 소위 '잠 빚'을 더 크게 만들 수 있다.

생체리듬을 1~2시간 바꾸면 몸과 뇌가 혼란스러워진다. 그렇다면 생체 시간과 맞지 않는 주말이나 주중의 시간 중 하나를 바꿔야 한다. 그런데 이는 어렵지 않았다. 심지어 수면 패턴을 바꾸는 것은 'CRY1'라는 유전자 때문에 선천적으로 올빼미 생활을 해왔던 이들도 가능했다.

2019년 한 연구에서 과학자들은 유전적인 '올빼미족'들을 대상으로 6주 동안 수면 패턴을 바꾸는 실험을 실시했다. 연구자들은 이들을 보통 잠자리에 들던 시간보다 2~3시간 전에 자고 일반적인 기상 시간 2~3시간 전에 일어나고, 일하는 날과 한가한 날 둘 다 수면 및 기상 시간을 동일하게(15~30분 이내) 유지하고, 아침에는 가능한 한 많은 햇빛을 받고 밤에는 휴대폰 불빛 등 광선 노출을 제한하도록 권고했다.

또한, 운동을 한다면 아침에 하고, 가능한 한 빨리 일어나서 아침을 먹고, 매일 점심과 저녁을 같은 시간에 먹되 저녁 7시 이후에는 저녁을 먹지 않고, 오후 3시 이후에는 카페인을 섭취하지 않고, 오후 4시 이후에는 낮잠을 자지 않도록 조치했다. 그 결과 권고 사항을 잘 따랐던 이들은 생체시계를 최대 2시간 당겨 2시간 일찍 일어날 수 있었다.

밤에 어떻게 자느냐도 중요하다. 전날 7~8시간 정도 자고도 졸음에 빠지는 경우가 있다면 수면장애를 의심해볼 수 있다. 한순간에 잠이 들고 10~20분 후 일어나지만, 이런 증상이 2~3시간마다 반복된다면 '기면증'을 의심해볼 수 있다.

기면증은 밤에 충분한 잠을 잤지만 낮에 이유 없이 졸리고 갑작스러운 무기력증이 생기며 자신도 모르게 짧은 시간 동안 잠에 빠지는 질환이다. 이 때문에 기면증이 있는 사람들은 위험한 상황에서 몽롱해지거나 잠에 빠지게 된다.

다른 증상으로는 수면마비가 있는데, 이는 졸음을 통제할 수 없어 식사, 업무 등 상황을 가리지 않고 갑자기 잠이 쏟아져 기절하듯 잠드는 것이다. 순간 잠이 들고 10~20분 후 개운함을 느끼며 일어나지만 2~3시간마다 반복된다. 옆에 있는 사람이 말을 걸거나 툭툭 건드리면 깨어난다.

기면증은 희귀성 난치 질환이기 때문에 완치는 불가능하다. 이 때문에 약물치료와 행동치료를 꾸준히 병행해 증상을 조절해 나가야 한다. 규칙적인 수면 습관을 갖고 매일 1~2번의 낮잠을 자는 등 생활 습관을 개선하는 것이 좋다. 또한, 졸리고 정신이 가장 명료할 때 작업을 계획하는 습관을 갖도록 해야 한다.

06

갑자기 심장이 '벌렁벌렁'

부정맥이 있으면 뇌졸중 위험이 높아진다

●

| 의학 자문 인용 |

진은선 강동경희대병원 심장혈관내과 교수

“부정맥 때문에 혈전이 발생하면
뇌혈관에서 문제를 일으킬 수 있다.
24시간 연속 심전도 검사 등을 활용한
정확한 진단이 필요하다.”

● 심장 질환 증상인 부정맥이나 심방세동이 뇌졸중을 일으킬 수 있다. 특히 고령층에서 심방세동은 노인 뇌졸중 발병의 주요 원인이 되기도 해 주의해야 한다.

심방세동은 심방이 불규칙하게 수축하는 상태로 부정맥의 일종이다. 판막 질환, 관상동맥 질환, 고혈압성 심장 질환이나 심부전증, 선천성 심장 질환 등이 있으면 함께 발생할 수 있다.

진은선 강동경희대병원 심장혈관내과 교수는 “평소에 심방세동 증상이 없어도 발생 가능성이 있다면 이를 방치해선 안 된다”라고 조언한다. 심방세동 같은 부정맥은 증상이 항상 나타나지 않아 건강검진을 받아도 부정맥을 발견하지 못할 가능성이 커서 위험하기 때문이다.

이는 앞서 발표된 연구에서도 나타난다. 지난 2012년 부정맥 환자 2,580명을 대상으로 한 캐나다 맥마스터대학교 연구팀에 따르면, 실제로 무증상성 심방세동은 원인불명 뇌졸중 위험 증가와 유의미한 연관관계가 있다. 대한뇌졸중학회에서 발표한 뇌졸중 보고서에서도 고령자에게 심방세동은 뇌졸중의 주요 요인으로 나와 있다.

| 2010~2021 부정맥 환자 증가 추이 |

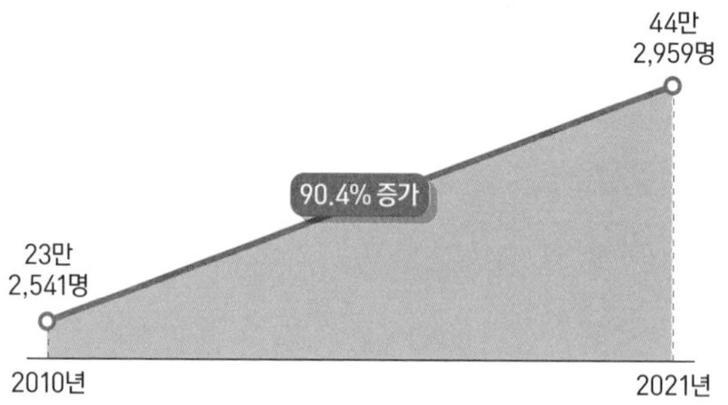

사망 원인

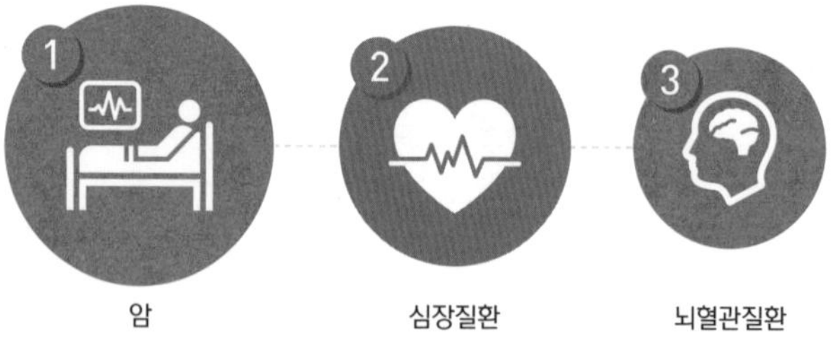

자료: 건강보험심사평가원 • 보건복지부

특히 80세 이상 고령자에서 부정맥이나 심방세동 등 심장 질환 위험이 커 더 주의가 필요하다. 건강보험심사평가원에 따르면, 전체 심장 질환 환자는 2017년 145만 2,916명에서 2021년 175만 8,985명으로 21% 늘었다. 하지만 같은 기간 80세 이상 고령자에선 20만 9,398명에서 30만 7,422명으로 47% 증가해 전체 연령대 대비 증가폭이 2배 넘게 컸다.

진 교수는 "심방세동 때문에 심방 안에 혈액이 정체되면 혈전이 발생한다"며 "심장에서 나간 혈액은 대동맥을 타고 가장 먼저 머리로 올라가는데, 여기로 혈전이 뇌혈관을 막는 뇌경색·뇌졸중이 발생하는 경우가 많다"라고 설명한다.

우선 부정맥 여부를 알기 위해서는 정확한 진단이 중요하다. 갑자기 가슴이 두근두근거리고 벌렁벌렁하거나, 불안감, 운동 시 호흡곤란, 순간적으로 어지러운 증상이 있으면 바로 심장내과 전문의를 만나 진단을 받아야 한다.

가장 기본적인 진단법은 심전도 검사다. 하지만 검사 시간이 약 10초에 불과해 정확한 파악이 어려울 수 있다. 따라서 전문의와 상담 후 본인의 증상이 부정맥인지 먼저 확인하고 그에 맞는 검사를 받아야 한다.

간단한 기계를 24시간 동안 몸에 부착해서 하루 동안 발생하는 부정맥을 전부 기록하는 '홀터 심전도 검사'도 있다. 검사 중 음주나 운동 등 평소 부정맥이 나타나는 상황을 재연하면 검사에 보다 큰 도움이 된다.

심방세동 진단을 받으면 우선 확실한 유발 요인을 없애야 한다. 음주가 원인인 심방세동 환자는 금주만으로도 치료할 수 있다. 증상이 있는 발작성 심방세동이 있다면 맥박을 정상으로 유지하게 해주는 항부정맥 약물치료를 한다.

약물로 조절이 안 되면 시술을 진행한다. 심장에 전극을 넣고 심방세동의 원인 부위를 고주파 에너지로 지져 없애는 고주파 도자절제술이나 냉동에너지를 적용한 풍선을 이용한 절제술 등이 있다.

| 심방세동 예방을 위한 생활 습관 |

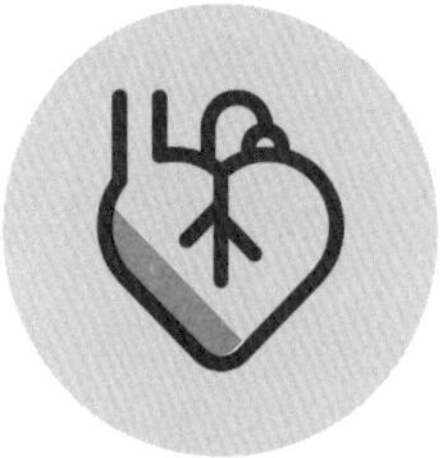

- 금주 및 금연 실천하기
- 과로와 스트레스 최소화하기
- 규칙적이고 건강한 식단 챙기기
- 적당한 유산소 운동 생활화하기

심방세동을 예방하는 음식이나 운동은 없다. 다만, 대표적으로 심방세동을 유발하거나 악화시킬 우려가 있는 음식이나 치료 중 조심해야 할 것들은 피하는 것이 좋다. 특히 폭음은 매우 안 좋다.

항응고제인 와파린을 복용한다면 콩 음식, 푸른잎채소 등을 갑자기 많이 먹지 않는 것이 좋다. 와파린의 약 효과에 이상을 초래할 수 있다. 일상적인 식사 정도는 괜찮지만, 갑자기 청국장이나 녹즙 같은 것을 매일 먹기 시작하면 해로울 수 있다.

무리한 근력 운동은 좋지 않다. 그보다는 가볍게 뛰거나 빠르게 걷는 유산소 운동이 도움이 된다.

진 교수는 "부정맥 자체만 보면 운동으로 예방되는 것은 아니지만, 전반적인 심장 건강에 도움이 되니 틈틈이 운동하는 것은 적극 권장할 일"이라고 조언한다.

07

뇌경색 환자, 30~40%가 동맥경화

뇌경색이 왔다면
온몸의 혈관이 막혔을 수 있다

| 의학 자문 인용 |

최혜연 강동경희대학교병원 뇌신경센터 신경과 교수

"뇌졸중의 주원인인 동맥경화는
이미 30대, 40대부터 발견된다.
위험인자를 잘 인지해서 조절하고,
건강한 생활 습관을 가져야 한다."

● 하지동맥이나 다른 동맥경화가 있다면 뇌경색에도 각별한 주의가 필요하다. 동맥경화증 또는 콜레스테롤 찌꺼기로 혈관벽이 좁아지는 죽상경화증으로 인해 뇌경색이 발생하는 경우도 상당수를 차지하기 때문이다.

뇌경색은 뇌혈관이 막혀 뇌에 혈액 공급에 문제가 생겨 나타나는 신경학적 장애다. 뇌경색과 뇌출혈 모두 뇌졸중의 일종이다.

혈관이 막혀 뇌가 손상되면 '뇌경색'이고, 혈관이 터져서 뇌가 손상되면 '뇌출혈'이다. 뇌경색이 전체 뇌졸중의 80%를 차지하며 출혈성 뇌졸중은 20% 정도 된다. 뇌경색은 당뇨나 고혈압으로 인한 동맥경화가 주로 원인이다.

최혜연 강동경희대학교병원 뇌신경센터 신경과 교수는 "동맥경화로 뇌경색이 발생했다면 뇌뿐 아니라 이미 온몸의 혈관이 좁아지기 시작했을 수 있다"며 "이로 인해 뇌경색이나 허혈성 질환이 발생할 위험이 있다"라고 말한다.

| 죽상동맥경화증 위험인자 |

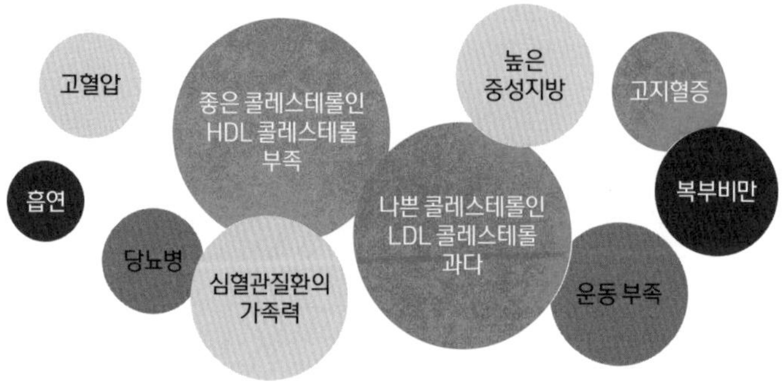

자료: 분당서울대병원

동맥경화증에 의해 발생한 뇌경색은 전체 뇌경색의 30~40%가량을 차지한다. 뇌경색은 동맥경화증으로 혈관 벽이 좁아지고 피떡이 생겨 혈류장애를 가져오는 경우, 심장 등에서 핏덩어리가 떨어져 뇌혈관을 갑자기 막아 나타나는 경우 등이 있다.

뇌경색이 발병하면, 뇌와 뇌혈관 컴퓨터단층촬영(CT) 또는 자기공명영상(MRI) 검사를 받고 다른 원인 질환 및 위험 요인이 있는지 심장 검사와 혈액검사를 시행한다. 뇌경색 병변 부위에 혈액을 공급하는 혈관이 50% 이상 좁아져 있는 경우, 동맥경화증에 의해 뇌경색이 발병했을 가능성이 높다고 추정한다. 뇌경색 환자 중 고혈압, 당뇨병, 고지혈증, 흡연 등과 같은 위험 요인을 가진 경우 심장혈관과 하지동맥 등 말초혈관에 대한 검사를 받기도 한다.

최 교수는 "검사를 통해 모르고 있던 관상동맥 질환, 하지동맥협착증을 진단받는 경우도 많다"며 "보고된 바에 의하면, 뇌경색 환자의 20% 정도에서 무증상성 관상동맥 질환이 발견되고, 경동맥 또는 척추동맥의 협착이 있는 경우에는 관상동맥 질환의 위험이 4배까지 증가한다"라고 설명한다.

이어 "중증관상동맥 질환 진단 및 치료는 뇌경색 환자의 예후에 매우 중요하다"라고 덧붙인다.

뇌조직은 산소와 혈액이 공급이 끊기면 수분 내 세포 괴사가 일어나기 시작한다. 따라서 치료가 늦을수록 그에 비례해 예후도 나쁘다. 정맥 내 혈전용해제는 3~4시간 반 내에, 동맥 내 혈전제거술은 6시간 내, 일부는 16~24시간 내 시술에 들어가야 치료 시기를 놓치지 않는다.

최 교수는 "발병 상황에 따라 다르나 이 시간 안에만 오면 괜찮다는 개념이 아니라 마지노선이다. 병원에 도착해도 검사 및 준비에 시간이 걸리므로 간당간당하게 도착할 경우 치료를 못 받을 수 있다"라고 말한다.

또한, "며칠 지켜보자는 생각으로 기다리고 있다가 뒤늦게 병원에 오면 절대 안 된다"며 "시간이 지나 혈전용해제나 혈전제거술을 못해도 24시간 이내 항혈소판제를 투여해야 한다. 증상을 느끼자마자 바로 119를 불러서 응급실로 와야 한다"라고 강조한다.

치료 가능 여부에 대한 검사가 필요하다. 이를 고려하면 최대한 바로 병원을 찾아야 한다는 설명이다.

뇌경색을 포함한 뇌졸중의 가장 이상적인 치료는 원인을 치료하며 위험인자를 조절해 뇌졸중을 예방하고 재발을 막는 것이다. 죽상경화증으로 인한 뇌경색 환자는 뇌혈관뿐만 아니라 전신의 다른 동맥에도 동맥경화증이 동반될 수 있고, 이로 인해 뇌가 아닌 다른 장기에도 허혈성 질환이 발생할 수 있다.

죽상경화증 예방을 위해선 무엇보다도 혈중 지질을 개선해야 한다. 이를 위해선 하루 30분 이상 중등도 강도 이상의 운동을 하는 것이 좋다. 또한, 포화지방이나 콜레스테롤의 함량이 높은 음식을 제한하고, 불포화지방이 함유된 음식과 과일, 채소 등 섬유질을 충분히 섭취하고, 담배와 술은 절대 금하는 등 전반적인 생활 습관 관리가 필요하다.

"

미래의 의사는
환자에게 약을 주기보다는
환자가 자신의
체질, 음식, 질병의 원인과 예방에
관심을 갖도록 할 것이다.

- 토머스 에디슨 -

"

제2장

나쁜 습관이 건강을 망친다

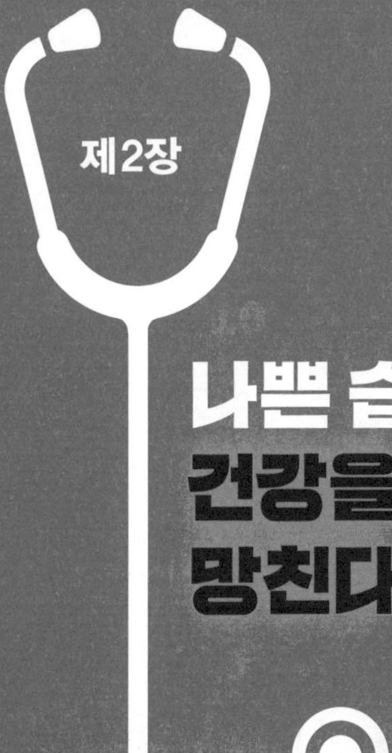

01
질병을 부르는 잘못된 '배변 습관'

배변 시간은 짧고 규칙적이어야 한다

| 의학 자문 인용 |

박선진 경희대학교병원 대장항문외과 교수

“화장실에서 책이나 스마트폰을
보는 습관은 버려야 한다,
변기 속 세균이 퍼져나갈 수 있으므로
뚜껑을 닫고 물을 내려야 한다.”

잘 먹고, 잘 누고, 잘 자야 건강한 건 누구나 알지만 하루를 바삐 보내며 스트레스를 달고 사는 현대인에게 참 어렵다. 특히 ‘배변’이 원활하지 않으면 남몰래 아프고 서럽다. 부끄러울 수 있지만, 본인 건강에 대한 신호로 받아들여야 한다는 게 전문가 진단이다.

배변은 사람마다 다른 습관이자 활동이며 특히 식사나 생활 습관의 ‘거울’과 같다. 어느 정도의 수칙을 알고 지키면 심신이 건강할 수 있다.

박선진 경희대학교병원 대장항문외과 교수에 따르면, 배변은 3~5분 이내로 마치는 게 좋다. 신문이나 스마트폰을 보지 말고 최대한 빨리 마쳐야 한다. 배에 힘을 준 채 오래 앉아 있으면 치핵(치질)이 생길 위험성이 높다.

어떤 시간대든 상관없으나 규칙적인 게 좋다. 이를 위해 삼시세끼 건강한 식단을 챙겨 먹어야 한다. 불규칙하게 먹거나 외식과 인스턴트 및 자극적인 음식을 먹으면 배변도 힘들 수 있다.

충분한 수분 섭취와 적절한 신체 운동도 필요하다. 또한, 배변 후 비데를 이용할 것인지 혹은 휴지를 사용할 것인지는 개인 기호에 맡긴다.

박 교수는 "다만, 비데를 통해 배변 후 세척뿐만 아니라 배변 전 변의를 느끼려 관장을 하는 이들도 있다"며 "주로 노인층에서 변비가 많고 관장을 하는데 변실금 증상까지 호소한다"라고 말한다.

이어서 "청결을 이유로 과하게 문지르거나 세정하는 습관은 오히려 소양증을 유발할 수 있다"며 "비데 사용과 항문 질환 간 연관성은 없다. 추가 연구가 필요할 부분"이라고 설명한다.

변비는 배변이 순조롭지 못해 대장 내 대변이 비정상적으로 오래 머무르는 상태다. 서행성 변비와 골반출구 장애로 나뉘는데, 서행성 변비는 대장 운동 자체가 느리고, 골반출구 장애는 대장 운동은 정상이지만 직장 및 항문에서 대변을 배출하지 못하는 경우다.

이 가운데 골반출구 장애 변비 환자에게 양변기 앞에 발받침을 두는 것을 박 교수는 권한다. 허벅지가 배로 더 붙게 돼 직장과 항문을 이루는 각도가 많이 펴져 배변에 유리하기 때문이다.

박 교수는 "대변을 매일 보지 못하고 이틀에 한 번만 봐도 변비는 아니다"라며 "배변 습관을 잘못 들이면 변비나 설사로 이어질 수 있다. 변비 때문에 고생 중이면 생활 습관을 고쳐야 한다. 그런데도 해결이 안 된다면 병원이나 의원에 가보아야 한다"라고 강조한다.

| 2011~2020 변비 환자 수 |

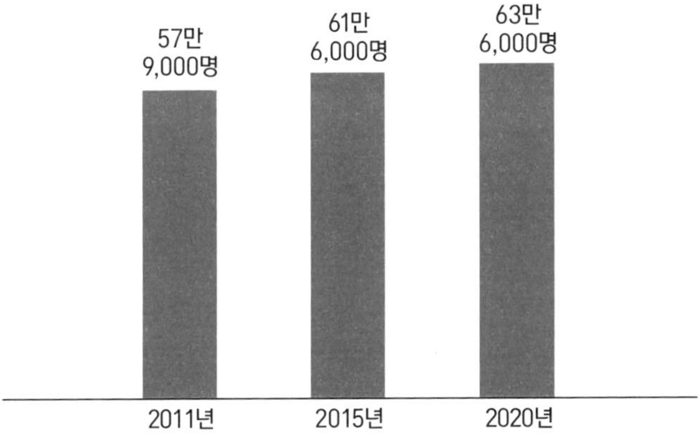

자료: 국민건강보험공단

병원이나 의원에 가기가 번거로워 약국에서 변비약을 사 먹는 이들도 많다. 젊거나 습관이 되지 않았다면 큰 문제는 없다. 하지만 노인층 환자에게는 병원이나 의원 방문을 재차 권한다. 변비가 극심해 돌처럼 딱딱해지는 경우도 있기 때문이다.

박 교수는 "대장에 궤양을 일으키고 천공돼 응급 수술을 할 수도 있다"며 "갑자기 배변 습관이 바뀌었거나 변비가 생겼다면 대장암까지 의심하며 병원이나 의원에 가보는 게 좋다"라고 당부한다.

간혹 박 교수는 "요구르트를 챙겨 먹는데도 변이 잘 안 나온다는 이야기를 들을 때가 있다"며 "요구르트만 먹는다고 해서 좋아지지는 않는다"라고 말한다.

식이섬유에 대한 큰 관심에 대해 박 교수는 '비빔밥'을 예로 들며, 다양한 채소 섭취와 지나치게 맵지 않은 식사를 추천한다.

건강과 직접적으로 연관 있을 습관은 아니지만, 양변기에 왜 뚜껑이 달렸는지 생각해 볼 점도 있다. 마크 윌콕스 영국 리즈의대 부속병원 교수는 지난 2012년 '변기 물을 내리면 그 순간 변기 수면 근처 세균이 사방으로 퍼져나간다'는 연구 결과를 내놓은 바 있다.

연구진은 살균 처리된 화장실 양변기 속에 장염균이 들어간 대변 샘플을 뿌린 뒤 다시 변기 내부 세균을 조사하는 방식으로 실험을 했다. 그 결과 샘플에 있던 장염균은 양변기 받침대 25㎝ 위까지 올라온 뒤 서서히 소멸했지만, 90분 뒤에도 계속 검출됐다.

그러나 양변기 뚜껑을 닫았을 경우 장염균은 변기 주변에서 전혀 검출되지 않았다. 연구진은 변기 물에 염색약을 투약한 뒤 물을 내릴 때 얼마나 많은 양의 물방울이 주위로 튀는지 관찰한 결과 변기 물을 한번 내릴 때 최대 50방울이 밖으로 튀는 것을 확인했다. 이는 노로바이러스 등 감염병의 원인이 될 수 있다.

박 교수도 "물방울의 오물뿐만 아니라 바이러스나 세균이 퍼질 수 있으니 변기 물을 내리기 전에 양변기 뚜껑을 닫아야 한다"며 "질환 발병 및 감염 증거는 확인되지 않았지만 위험성은 여러 실험과 논문으로 확인됐으니 누구나 우려해야 할 일"이라고 말한다.

| 변비 환자를 위한 추천 식단 |

조식	간식	중식	간식	석식	간식
현미밥		잡곡밥		찰밥	
미역국		시금치된장국		버섯국	
굴비구이		불고기		닭복음탕	
깻잎찜	사과	연근조림	토마토	부추해물전	발효유
건포도 야채샐러드		미나리나물		도라지생채	
배추김치		열무무침		배추김치	

02

허리둘레 늘면 '전립선암' 위험 높아져

전립선암 예방을 위해서는 식단 관리가 필요하다

| 의학 자문 인용 |

하유신 가톨릭대학교 서울성모병원 비뇨의학과 교수

●

"허리둘레가 90㎝ 이상인 남성은
전립선암 발병 확률이 최대 60% 높다.
식단 조절과 운동으로 뱃살을 빼야 하고,
50대 이상은 정기검진이 중요하다."

● 식사량을 조절하지 못해 복부 비만으로 허리둘레가 늘어난 남성은 그렇지 않은 남성에 비해 전립선암에 걸릴 위험이 증가할 수 있으므로 주의가 필요하다. 특히 중년 남성들의 경우는 지속적인 관리가 요구된다.

하유신 가톨릭대학교 서울성모병원 비뇨의학과 교수는 "전립선암은 배가 나온 남성에서 최대 60%나 잘 발병할 수 있다"며 "복부 비만인 남성은 전립선 건강에 주의를 기울여야 한다"고 말한다.

중앙암등록본부에 따르면, 지난 2018년 우리나라에 새로 발생한 암 환자 24만 3,837명 중 전립선암 환자는 1만 4,857명이다. 전체 암 환자 중 6.1%로 7위, 남성 암에 한정하면 4위에 해당한다. 전립선암의 발생 원인은 명확히 밝혀지지 않았지만 고령화, 가족력, 인종, 식생활 등이 위험인자로 알려져 있다.

전립선암은 초기에 특별한 증상이 없기 때문에 조기 발견이 매우 중요하다. 대표적인 증상으로는 배뇨 곤란과 혈뇨 등이 있다. 고혈압이나 당뇨병, 비만, 가족력 등이 있다면 40세부터 정기검진을 받는 게 좋다.

| 전립선암 자가 진단법 |

- ☑ 소변 조절이 어렵다(급박뇨, 간헐뇨, 잔뇨감)
- ☑ 밤에 소변을 자주 본다
- ☑ 골반뼈나 척추뼈에 통증이 느껴진다
- ☑ 소변이나 정액에 피가 섞여 나온다
- ☑ 허리나 엉덩이 부위의 간헐적 통증이 느껴진다

위 항목 중 하나라도 해당이 된다면 의사의 진료를 받는 것이 좋다

연구에 따르면 전립선암은 복부 비만인 남성들에서 발생 위험이 큰 것으로 나타났다. 하 교수 연구팀이 지난 2009~2015년 건강검진을 받은 50세 이상의 성인 남성 190여만 명을 대상으로 허리둘레와 전립선암 위험의 상관관계를 분석한 결과, 체중보다는 복부비만이 전립선암 발병 위험을 더 높이는 요인으로 나타났다.

연구팀에 따르면, 허리둘레가 90㎝ 이상인 복부비만 남성 중

5.1%에서 전립선암이 발병했다. 복부비만이 없는 남성들의 경우 1.1%에서만 전립선암이 발병했다.

특히 키와 몸무게로 비만 유무를 평가하는 체질량지수(BMI)를 기준으로 보면, BMI 25 이상 30 미만인 과체중이나 BMI 30 이상인 비만에 해당하는 남성들도 허리둘레에 따라 전립선암 발병 위험도가 60% 이상 차이가 나는 것으로 나타났다.

구체적으로 체질량지수 과체중 그룹에서 허리둘레를 기준으로 전립선암 발병 위험도를 도출한 결과, 85㎝ 미만은 위험도 0.99, 85㎝ 이상 90㎝ 미만은 1.04, 90㎝ 이상 95㎝ 미만은 1.21, 95㎝ 이상은 1.69로 나타났다.

BMI는 사람의 키와 몸무게로 계산하는데, 체중(㎏)을 키(m)의 제곱으로 나눈 값(㎏/m^2)이다. 일반적으로 체질량지수가 18.5 이하일 경우 저체중, 35 이상이면 고도비만이다. 하지만 지방보다 근육량이 많은 운동선수 또는 임신부나 수유부, 연약한 노인 그리고 정확한 신장을 측정할 수 없는 척추측만증 환자에서는 정확하지 않다.

하 교수는 "체질량지수는 동일 체중의 사람들도 체형 및 근육, 지방의 분포가 다를 수 있기 때문에 허리둘레가 지방 축적량을 평가하기에 더욱 정확한 방법이다"라고 말한다.

따라서 전립선암 예방을 위해선 뱃살을 빼는 것이 중요하다. 우선 식단 관리다. 전립선암 발병 확률을 낮추는 과일과 채소를 주 5회 이상 꾸준히 섭취하고 전립선암세포 발생을 촉진하는 것으로 알려진 고지방식인 고기와 인스턴트식품 섭취를 줄이는 것이 좋다. 또한, 일주일에 5일은 하루 30분 이상 땀이 날 정도로 걷거나 운동을 규칙적으로 하는 것도 뱃살을 빼는 데 도움이 된다.

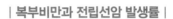

| 복부비만과 전립선암 발생률 |

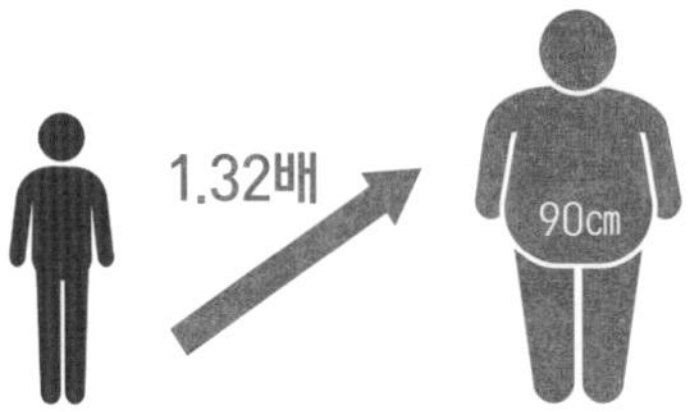

정상 체중 남성

복부 둘레 90cm 이상인 복부비만 남성

#전립선암 5대 예방수칙

- ☑ 일주일에 5회 이상 신선한 과일채소 섭취하기
- ☑ 일주일 중 5일은 30분 이상 땀 날 정도로 걷거나 뛰기
- ☑ 지방 함량이 높은 육류 섭취 줄이고 적정 체중 유지하기
- ☑ 50세 이상 남성, 연 1회 전립선암 검진하기
- ☑ 가족력 있으면 40대부터 연 1회 전립선암 검진하기

자료: 대한비뇨기학회

최근에는 비만도 질환으로 생각하고 예방과 치료에 관심을 가져야 한다는 전문가들의 경고가 잇따르고 있다. 의료진도 "전립선암을 비롯해 만병의 근원이 되는 비만은 치료 방법이 다양하다"며 관심을 촉구하고 있다.

비만 치료법으로는 식이요법, 운동요법 등 생활 습관 개선·치료, 약물치료, 수술치료가 있다. 비만 정도와 동반 질환 등을 확인하고 전문의 진료 하에 체중 감량 목표를 정해야 한다. 또한, 최근에는 다양한 약이 많이 출시돼 있어 선택의 폭도 넓어진 편이다.

하 교수는 "복부비만이 있는 남성은 전립선암을 예방하기 위해 고지방식을 줄이고 꾸준히 운동하는 생활 습관 관리가 필요하다"라고 말한다.

50대 이상의 경우 전립선암의 조기 발견을 위해 정기검진을 받는 것이 좋다. 전립선암은 빨리 발견할수록 완치 가능성이 올라가기 때문이다. 특히 가족력이 있거나 당뇨, 비만, 고혈압 등 만성질환이 있다면 더욱 주의를 기울여야 한다.

하 교수는 "전립선암은 전립선특이항원(PSA)과 같은 종양 지표를 통해 간단하게 확인이 가능한 만큼 주기적인 검사를 받아보는 것이 좋다"라고 조언한다.

03

오래 방치하면 치아 망치는 '이갈이'

이를 갈 때는 불쾌한 소리를 내지만
정작 자신은 모른다

| 의학 자문 인용 |

서울대학교 치과병원

"이갈이 때 치아에 전달되는 힘은
평소의 2~10배에 이른다.
턱 근육은 물론 얼굴 균형이
깨지는 이유다."

● 이갈이는 특별한 이유 없이 윗니와 아랫니를 맞대고 치아끼리 갈아대는 행위다. 음식을 씹거나 자르는 행동과는 무관하다.

하지만 이갈이 증상을 오랫동안 방치할 경우 딱딱한 음식을 먹지 못할 정도로 치아가 손상될 수 있으므로 초기에 치과 의료기관을 방문해 진단을 받고 치료를 시작해야 한다.

서울대학교 치과병원에 따르면, 이갈이는 주로 잠을 자는 과정에서 나타나는 경우가 많다. 이갈이는 이 악물기 등 다른 습관과 마찬가지로 음식을 씹는 데 관여하는 저작계에 악영향을 미친다.

우선 이갈이는 '뿌드득' 같은 불쾌한 소리가 발생한다. 이로 인해 함께 잠을 자는 사람에게 피해를 줄 수 있다. 또한, 치아가 비정상적으로 많이 닳게 되고, 턱을 움직이는 근육이나 턱관절에 통증 및 기능 이상을 일으킨다.

이갈이를 할 때 치아에 전달되는 힘은 평소보다 적게는 2배, 많게는 10배까지 강해진다. 턱 근육은 물론 얼굴 전체에 균형이 깨지는 이유다.

이갈이를 제때 치료하지 않고 방치하면 입이 안 벌어지거나 딱딱한 음식을 씹을 수 없을 정도로 치아 상태가 급격히 나빠진다. 치주염이 있으면 이갈이로 인해 피가 나올 수도 있다.

치주염이 생기면 칫솔질을 할 때 잇몸에서 피가 나고 치아가 흔들린다. 치아에 힘이 없어져 음식을 씹기 힘들어지고, 잇몸이 들뜬 느낌이 든다. 입 냄새(구취)가 극도로 심해지면 상대방과 대화하기가 어려워진다.

이갈이 증상을 가진 사람은 자신의 증상 자체를 모르는 경우가 많다. 이갈이 치료가 늦어지는 이유다. 대부분의 환자는 가족이나 지인으로부터 전해 듣고서야 비로소 자신의 이갈이 증상을 알게 된다. 이 같은 환자 비율은 약 90%에 달한다.

구강검진 과정에서 비기능적으로 마모된 치아가 발견된 경우에도 이갈이를 의심할 수 있다. 누구나 일생에 한두 번은 이갈이를 경험한다. 따라서 지속적인 이갈이 증상이 나타나지 않는다면 너무 걱정할 필요는 없다.

이갈이가 생기는 명확한 원인은 아직까지 밝혀지지 않았다. 과거에는 윗니와 아랫니가 만나는 교합 관계가 나쁜 경우 이갈이가 발생하는 것으로 생각했다. 그러나 후속 연구를 통해 부정교합과 이갈이 사이에는 별다른 관련성이 없는 것으로 밝혀졌다. 심리적으로 불안하거나 과도한 스트레스를 받으면 이갈이 증상이 발생한다는 의견도 있지만, 이 역시 확실한 것은 아니다.

그 밖에도, 약물을 잘못 복용했거나 유전적 소인, 중추신경계(CNS) 장애 등도 이갈이를 일으키는 원인으로 지목되고 있다. 최근에는 중추신경계를 원인으로 보는 시각이 많아졌다.

이갈이는 명확한 발병 원인을 모르므로 증상을 근본적으로 없애는 것은 현실적으로 어렵다. 현재로선 이갈이를 없애는 가장 좋은 방법은 턱 주위 근육의 긴장을 줄이는 교합안정장치를 입안에 장착하는 것이다. 교합안정장치는 마우스피스처럼 생겼다. 또한, 행동조절요법으로 이갈이 증상을 완화한다.

최근에는 저작근(턱의 주요한 근육) 부위에 보톡스 등 보툴리눔톡신 성분 주사를 맞으면 심한 이갈이 증상이 감소하는 것으로 보고되고 있다.

04

찬물 끼얹다가 '심정지' 일어날 수도

급하게 찬물을 끼얹으면
동맥경화반 파열로
급성심근경색을 부른다

| 의학 자문 인용 |

김대희 서울아산병원 심장내과 교수
김원서 분당서울대병원 재활학과 교수
박진주 분당서울대병원 순환기내과 교수
백암종 분당서울대병원 재활학과 교수

"심근경색과 심장마비는
예측하기가 어렵기 때문에 무섭다.
갑작스러운 혈전으로 인해
혈관이 막혀버린다."

● 불볕더위가 기승을 부리면 더위를 식히기 위해 찬물로 샤워하는 경우가 많다. 하지만 심장 질환이 있는 사람이라면 찬물 샤워는 피하는 것이 좋다.

김대희 서울아산병원 심장내과 교수는 "운동 등 땀을 흘린 뒤 급하게 찬물로 샤워를 할 경우 더운 날씨에 확장됐던 혈관이 갑자기 수축한다"며 "이로 인해 심장으로 가는 혈액량이 줄어 심장병이 악화할 수 있다"라고 조언한다.

또한, 열을 식히기 위해 급하게 찬물을 끼얹다간 동맥경화반이 갑자기 파열될 수 있다. 그러면 급성심근경색증이 발생해 심정지가 일어날 수도 있으므로 삼가야 한다.

심장 질환자들은 더운 날씨에 외출을 피하고 수분을 꾸준히 보충하는 게 좋다. 날씨가 더우면 우리 몸은 땀을 배출하기 위해 피부 혈관들이 확장돼 혈액이 피부 주위로 몰린다. 또한, 땀을 많이 흘린 상태에서 수분 섭취를 충분히 하지 않으면 탈수가 진행돼 혈액량이 줄어든다. 수분 섭취는 150~200ml 정도의 적은 양을 규칙적으로 섭취하면 땀으로 소비된 수분을 보충할 수 있다.

| 심근경색 및 뇌졸중 증상 |

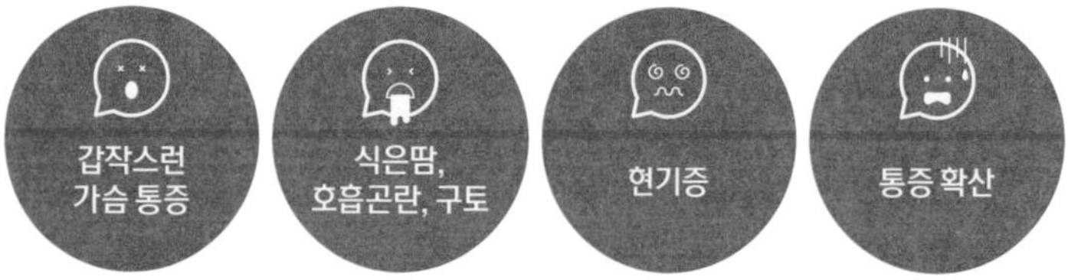

그러면 심장은 혈압을 유지하고 전신에 혈액을 공급하기 위해 더 빨리, 그리고 더 세게 뛴다. 또한, 혈액이 농축돼 혈전이 발생할 위험도 증가한다. 협심증이나 심근경색증을 앓았던 환자나 심기능이 떨어지는 심부전 환자, 심혈관 질환 위험성이 높은 환자라면 폭염을 피하는 게 상책이다.

더운 여름엔 한낮은 물론 아침에도 외출을 피하는 게 좋다. 아침은 심장에 가장 큰 부담을 줄 수 있는 시간이다. 교감신경은 자는 동안 작용이 줄었다가 잠에서 깨면 활성화된다. 교감신경이 활성화되면 심장 박동수를 높이고 혈관을 수축시켜 혈압을 올린다.

김 교수는 가급적 아침보다는 저녁 시간을 이용해 야외활동을 할 것을 추천한다. 걷기 운동을 한다면 날씨가 선선한 시간대에 가급적 사람이 몰리지 않는 넓은 야외 공간에서 해야 한다. 빨리 걷기 운동은 일주일에 3~5회씩 30~60분간 지속하는 게 좋다.

심장병 환자들은 고온에 장시간 노출되면 체내 혈액량이 감소하고 전해질 균형이 깨진다. 그 결과 맥박수가 올라가거나 부정맥이 발생하는 등 심장병이 악화할 수 있다.

더운 환경에서 장시간 신체활동을 할 경우 몸의 열을 방출하기 위해 피부의 혈류 순환량과 발한량이 증가한다. 체중의 4~5% 정도 탈수가 일어나면 인체 기능은 물론 운동 능력도 현저히 저하된다. 또 혈액 속 혈장량이 줄고 체온 조절 기능이 떨어져 심각한 열 질환이 발생할 수 있다.

김 교수는 "운동 중 가슴이 조이는 통증이나 어지러움을 느끼거나 실신 또는 호흡곤란 증상이 나타나면, 바로 병원에 내원해 정확한 진단을 받아야 한다. 평소 건강에 문제가 없는 사람이라면 시간이 지나면서 회복되는 경우가 많지만, 심장 질환자는 증상을 방치할 경우 위험한 상황으로 이어질 수 있다"라고 경고한다.

심근경색과 심장마비가 예측하기 어렵고 무서운 것은 갑작스러운 혈전(피떡)으로 인해 혈관이 막히기 때문이다. 관상동맥이 좁아지지 않더라도 혈전이 발생하면 혈관이 막히게 되는데, 이는 심근경색으로 이어진다.

| 심근경색과 금연 |

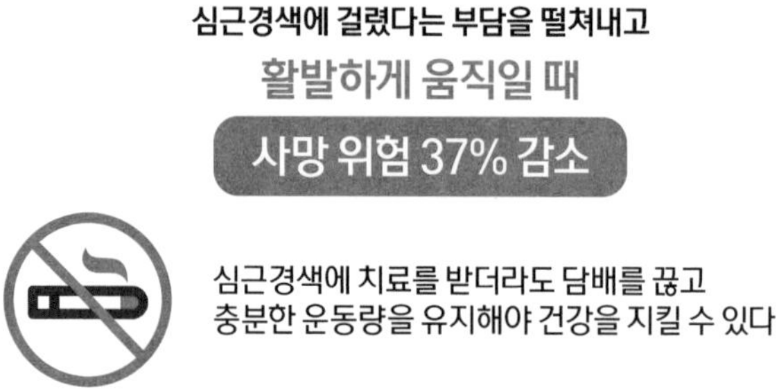
심근경색에 걸렸다는 부담을 떨쳐내고
활발하게 움직일 때
사망 위험 37% 감소
심근경색에 치료를 받더라도 담배를 끊고
충분한 운동량을 유지해야 건강을 지킬 수 있다

자료: 분당서울대병원 재활의학과 김원서·백암종 교수,
순환기내과 박진주 교수

심근경색증의 가장 무서운 합병증은 돌연사다. 전체 심근경색증 환자 2명 중 1명은 이전에 협심증을 앓았다. 나머지는 혈전으로 예기치 않게 심근경색증이 생긴 경우다.

병원에 가본 일이 없을 정도로 겉보기에 건강했던 가족이 심근경색증으로 목숨을 잃으면 가족들은 큰 허탈감에 빠진다. 급성심근경색증은 초기 사망률이 30%에 이른다. 환자가 제때 병원에 도착하더라도 사망률은 5~10%에 달한다.

심근경색증이 발생하면 심장에 혈액이 제대로 공급되지 않아 피를 짜내 주는 근육이 죽는다. 해당 범위가 넓으면 효과적으로 혈액을 돌리는 펌프 작용을 하지 못하게 된다. 심장 근육이 죽으면 치명적인 부정맥을 유발하고, 돌연사의 원인이 된다.

무엇보다 심근경색이 의심될 때는 즉시 종합병원으로 가야 한다. 막힌 혈관을 빨리 뚫어주느냐에 따라 생사가 갈리기 때문이다. 따라서 심혈관 질환에 의한 돌연사를 예방하려면 예방수칙을 철저히 지켜야 한다.

우선 가족력이 있으면 정기적인 건강검진을 받는다. 흡연자라면 담배를 반드시 끊는다. 고혈압은 적절히 치료한다. 포화지방과 콜레스테롤이 많이 든 음식은 먹지 않는다. 당뇨병이 있는지 확인한다. 유산소운동을 꾸준히 한다. 과도한 스트레스를 피한다. 찬물 샤워처럼 심장에 무리를 주는 생활 습관은 피한다. 또한, 여유로운 마음을 가지도록 노력한다.

05
소변, 너무 참아도 안 참아도 문제

하루 소변 횟수는 7회가 가장 적당하다

| 의학 자문 인용 |

김병성 경희대병원 가정의학과 교수

"소변을 너무 참을 경우
방광염에 걸릴 위험이 있다.
반면에 소변을 너무 자주 보면
과민성방광이 되기 쉽다."

환절기에는 급격한 일교차로 몸의 면역력이 떨어져 방광염이 생기기 쉽다. '방광에 생기는 감기'라고도 불리는 방광염은 말 그대로 방광에 염증이 생기는 질환인데, 소변을 참는 습관이 영향을 미친다. 하지만 그렇다고 소변을 보러 너무 자주 화장실을 가면 과민성방광이 되기가 쉽다.

방광염의 주된 증상으로는 하루 8회 이상 소변을 보게 되는 빈뇨, 배뇨 시 통증, 밤에 잠을 자다가 소변이 마려워 여러 번 깨어나게 되는 야뇨, 피가 섞인 혈뇨, 배뇨 후에도 소변을 덜 본 것 같은 잔뇨감 등이 있다.

방광염은 남성보다 여성에게 더 흔하게 나타난다. 방광염을 일으키는 대장균이 회음부와 질 입구에서 주로 증식하기 때문이다. 해부학적으로 여성의 요도가 더 짧기 때문에 질 속이나 요도 입구에 묻은 균이 방광 안으로 들어가는 경우가 많다.

| 2017~2021 배뇨장애 성별 진료 인원 |

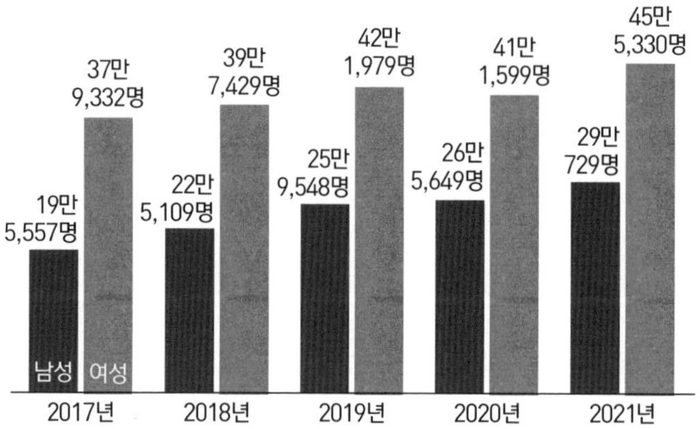

자료: 국민건강보험공단

방광염은 남성보다 여성이 더 많이 걸리는데, 그 원인은 다양하다. 소변을 보기 전 너무 오래 참는 습관, 꽉 끼는 속옷 혹은 바지를 자주 착용해 세균이 좋아하는 따뜻하고 축축한 상태가 만들어지는 경우, 폐경 후 여성호르몬의 변화, 잦은 질 세척제 사용, 노화 등이 주된 원인으로 꼽힌다.

소변을 오래 참으면 방광염이 걸리는 이유는 균이 방광 내 오래

머물러 염증을 일으킬 수 있고, 방광이 커져 요도를 자극할 수도 있기 때문이다. 이 때문에 요의가 느껴질 때는 즉시 소변을 보는 습관을 들이는 것이 방광염 예방에 도움이 된다.

김병성 경희대병원 가정의학과 교수는 "소변을 자주 참게 되면 방광이 이완됐다가 수축하는 상태를 계속 반복하게 돼 방광과 주변 근육이 느슨해질 수 있다"며 "방광 근육을 통제하는 괄약근에 문제가 생기게 되면 소변이 새어 나오는 '요실금'으로 이어질 수도 있다"라고 조언한다.

하지만 소변을 참지 말라고 해서 너무 자주 가는 것은 과민성방광을 만들기 때문에 주의해야 한다. 과민성방광 증후군은 특별한 원인을 모른 채 하루 8회 이상 소변을 보는 경우를 말한다. 소변을 자주 보는 것뿐 아니라 소변을 보고 싶다는 느낌을 참을 수 없을 정도의 '절박뇨'나 소변을 참을 수 없어 지리게 되는 '절박성 요실금'도 과민성방광의 증상에 포함된다.

과민성방광은 여러 가지 원인이 있다. 뇌졸중, 파킨슨, 치매, 뇌종양, 척수 질환 등과 같은 신경계 질환이나 방광 또는 요도의 국소적인 자극, 방광출구폐색 등이 원인일 수 있다. 또한, 특별한 원인을 알 수 없는 특발성인 경우도 많이 발생한다.

약물이나 신경자극치료법, 수술 등이 치료 방법이지만, 꾸준히 방광의 과민성을 줄이는 행동치료를 하는 것도 도움이 된다. 빈뇨가 있는 경우 평소 소변을 보는 시간을 체크한 뒤 간격을 30분씩 늘리는 식으로 해서 배뇨 간격을 3~4시간으로 늘린다. 소변 횟수를 하루 7회 이내로 줄이는 것을 목표로 한다.

카페인과 알코올은 방광을 자극해 소변량이 많지 않은데도 배출 신호를 보내기 때문에 제한해야 한다. 하지만 물을 너무 적게 마시면 소변이 방광 내에서 농축되어 방광을 자극할 수 있으므로 보통 정도로는 마셔야 한다.

과체중이거나 비만일 경우 체중이 방광에 압력을 줘 소변이 충분히 차지 않아도 요의가 생길 수 있으므로 정상 체중을 유지하고 골반저운동(케겔 운동)을 하는 것도 도움이 된다. 다리를 세워 똑바로 누운 상태에서 엉덩이를 조이며 천천히 들어올린 후 5~10초간 자세를 유지하다가 서서히 힘을 빼면서 다시 엉덩이를 내리는 동작을 반복하면 된다.

다른 사람보다 유독 소변을 보러 자주 화장실에 간다면 방광염을 의심해 볼 수 있다. 방광염을 제때 치료하지 않고 방치하면, 급성신우염, 요관염으로 이어질 수 있다. 심할 경우에는 신장 기능 저하로 인해 신부전증까지 유발할 수 있다.

방광염은 대부분 항생제를 복용하면 쉽게 치유되지만, 재발하는 사례가 종종 있다. 주로 방광 세포 안에 세균이 남아 있는 경우나 면역체계에 문제가 있을 때 재발하게 된다. 이 때문에 평소에 건강한 식습관을 유지하고, 꾸준한 운동을 통해 면역력을 형성하는 것이 중요하다.

항문과 직장에서 나오는 세균이 요도로 감염되는 위험을 줄이기 위해서는 배변이나 배뇨 후 앞에서 뒤로 닦는 습관을 들이는 것이 좋다. 또한, 하루 6~8컵(1,500~2,000ml)의 물을 섭취해 세균이 방광을 통해 씻겨 나가도록 해야 한다.

피곤하거나, 스트레스를 많이 받거나, 환절기처럼 온도 변화가 커지면 방광염이 발생하기 쉽다. 따라서 적당한 휴식과 안정을 통해 컨디션 조절에 힘써야 한다.

06

피부건조증, 목욕 습관부터 고쳐라

매번 때를 미는 습관은
피해야 한다

| 의학 자문 인용 |

장성은 서울아산병원 피부과 교수

"피부가 건조해져 가려움이 심해지면
피부 각질층이 갈라지며 매우 따갑다.
방치하면 피부의 홍반이 심해지면서
붓고 진물이 나는 습진으로 진행된다."

날씨가 춥고 건조한 겨울이 되면 피부에 습기가 줄면서 가려움증이 나타날 수 있다. 특히 고령자의 경우 나이가 들면 피부 두께가 얇아지고 외분비선이 감소해 이러한 증상이 더욱 심해진다.

장성은 서울아산병원 피부과 교수는 "겨울은 공기 중 습도가 낮은 계절이다. 이때는 피부에 있는 습기를 빼앗아 피부가 더욱 건조해지고 가려움증이 발생할 수 있다"며 "이는 자극성 접촉성 피부염, 건성 습진, 소양성 양진으로 이어지기 쉽다. 특히 당뇨 등 혈액순환에 문제가 있는 고령 환자들은 2차 감염에 의한 봉와직염이 발생할 가능성도 있다"라고 말한다.

피부건조증은 피부 제일 바깥쪽인 각질층의 수분과 지질이 감소된 상태다. 겨울에는 날씨가 차가워지고 습도가 떨어져 피부가 손상을 입기 쉽다. 겨울이 되면 노인의 약 절반이 피부건조증으로 인한 소양증으로 고생한다.

또한, 피부 속 피지선과 땀샘 기능도 떨어져 외부 자극으로부터 피부를 보호해 주는 지질막이 잘 형성되지 않기도 한다. 각질층의 수분과 지질이 감소할 경우 피부가 쉽게 갈라진다.

피부건조증은 특히 하지, 팔, 그리고 손 등에 잘 발생한다. 대개는 미세한 비늘을 동반한 홍반성 반이 나타나면서 시작된다. 이후 계속 진행되면서 균열 같은 병변이 나타난다. 경우에 따라 피부 아미노산 함량이 저하되고 표피의 천연 보습 성분이 감소하기도 한다.

특히 겨울이 시작되면 피부 가려움증을 호소하는 사례가 늘어난다. 대부분은 건조한 계절 탓에 생기는 피부건조증 때문이다. 이를 막으려면 피부에 지질과 수분을 충분히 공급하는 것이 중요하다.

이러한 증상은 특히 세정력이 강한 비누로 뜨거운 물을 사용하거나 목욕을 할 때마다 매번 때를 미는 목욕 습관을 가진 중년이나 노년에서 흔히 생긴다. 목욕은 기분을 좋게 할 뿐 아니라 건강에도 도움이 된다. 대사 질환 개선, 혈액순환 촉진, 피부 개선, 면역력 증강, 피로회복 등의 효과가 있다. 우울증에도 운동보다 치료 효과가 2배 이상 높다는 연구 결과가 있고 열탕 목욕은 교감신경을 활성화해 식욕과 위장 활동을 억제하는 효과가 있다.

하지만 잘못된 목욕 습관은 피부건조증을 일으키는 대표적인 행동이다. 특히 너무 뜨거운 물은 좋지 않다. 체온 정도의 미지근한 온도가 적당하다.

비누 사용은 되도록 줄이거나 세정력이 약한 유아용 비누 또는 목욕 기름을 사용하면 좋다. 때수건으로 피부를 미는 행위는 절대로 피해야 한다. 겨울철 온천욕도 피부 수분을 잃을 수 있다.

수분 보충도 중요하다. 목욕 후 피부에 물기가 약간 남은 상태에서 바로 보습제를 바르면 각질층의 수분 소실을 방지할 수 있다. 또한, 피부의 지질 성분 중 하나인 세라마이드를 함유한 보습제는 피부에 부족한 지질을 보충할 수 있다.

건조한 피부에는 자극을 줄여야 한다. 가렵다고 긁으면 피부에 더 심한 자극을 주게 돼 습진이 생기거나 세균 감염을 초래할 수 있다. 가려움증이 너무 심할 경우 경구 항히스타민제를 처방받을 수 있다. 또 건조해진 피부를 자극할 수 있는 거친 옷이나 인조섬유, 모직물 등 대신 면으로 된 내의를 입는 것이 좋다.

실내 온도와 습도를 일정한 수준으로 유지하는 것도 도움이 된다. 실내 온도 변화 폭을 크지 않게 하고 습도는 가습기 등을 이용해 적절한 수준(50% 이상)을 유지하는 것이 좋다.

07

낮잠, 30분 넘으면 '독' 된다

지나친 낮잠은
밤잠을 방해해 건강을 해친다

●

| 의학 자문 인용 |

신원철 강동경희대병원 신경과 교수

“적당한 낮잠은 ‘꿀잠’이며
피로감 개선에 도움이 된다.
하지만 낮에 너무 많이 자면
밤잠에 지장을 준다.”

몸이 피곤하거나 능률이 안 오를 때 잠깐 자는 낮잠은 그야말로 꿀잠이다. 하지만 낮잠이 습관이 될 경우 오히려 일상생활에 지장을 줄 수 있어 조심해야 한다.

신원철 강동경희대병원 신경과 교수는 “밤에 충분한 적정 수면을 취했다면 낮에는 피곤하지 않아야 정상”이라면서도 “학업이나 업무, 밤문화 등 사회적 환경이 변하면서 100~50년 전에 비해 사람들의 수면 시간이 부족해진 건 사실”이라고 말한다.

밤에 잠들면 수면은 1~3단계의 비(非)렘수면과 꿈을 꾸는 렘수면이 한 주기로 반복된다.

1단계 비렘수면은 피곤할 때 눈을 감고 있으면서 느끼는 몽롱한 상태다. 지하철을 타거나 점심 식사 후 앉아 있을 때 주변 소리는 들리지만 몸은 나른하다. 이 단계는 전체 수면의 5% 정도로 본격적인 수면 단계로 넘어가는 '스위치' 역할을 한다.

2단계 수면은 우리가 코를 골고 자는 수면으로 전체 수면의 한 60% 정도를 차지한다. 그다음 3단계 수면에 들어가는데, 이 3단계 수면은 업어가도 모르는 깊은 잠이다. 마지막으로 꿈을 꾸는 렘수면이 약 20%를 차지한다. 전체 주기가 60~90분 정도로 하루 적정 수면을 7~8시간이라고 했을 때 하룻밤 4~6번가량 반복된다.

피로회복에 가장 중요한 것은 3단계 비렘수면, 즉 깊은 잠 단계다. 이 수면은 전체 수면의 20~25% 수준으로 7~8시간 중 1시간 반 정도다. 이 수면 단계는 뇌파를 측정하면 매우 느린 파동이 나와 '서파 수면 단계'로도 부른다. 뇌가 완전히 수면의 깊은 단계에 들어가 있고 이에 우리 몸도 완전히 휴식을 취하고 있는 상태다.

이 잠이 우리 몸의 육체적인 피로 해결의 열쇠다. 피로를 쌓이게 만드는 아데노신이 이때 분해되기 때문이다. 아데노신은 우리 몸의 에너지원인 아데노신3인산(ATP)이 분해돼 만들어진다. 문제는 이 깊은 잠 단계는 하룻밤 수면 중 첫 번째 또는 두 번째 주기 때 대부분 채워진다는 것이다. 따라서 3~4번째 수면 주기부터는 이 깊은 잠 단계는 많이 안 나온다.

만약 하루 이틀 밤샘을 했다면 이 단계가 30~40% 수준까지도 늘어난다. 따라서 이 깊은 수면 단계는 육체적인 피로회복에 가장 필수적인 수면 단계로 볼 수 있다.

| 1·2·3 수면수칙 |

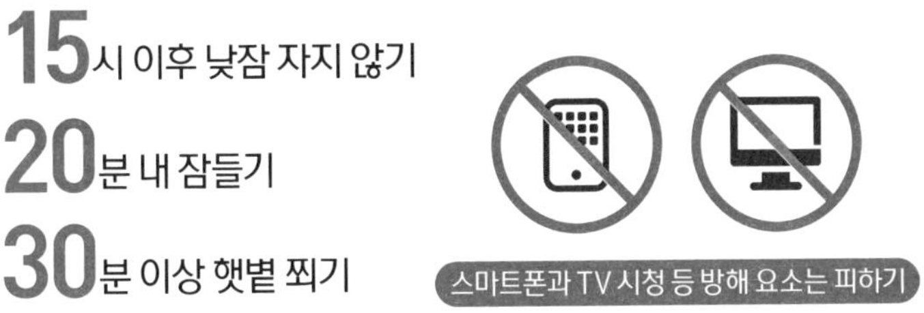

15시 이후 낮잠 자지 않기
20분 내 잠들기
30분 이상 햇볕 쬐기
스마트폰과 TV 시청 등 방해 요소는 피하기

자료: 시몬즈

따라서 낮잠이 길어져서 수면이 깊은 수면 단계로 넘어갈 경우 밤에 깊게 잘 수가 없다. 깊은 잠 단계까지 도달하는 데는 약 20~30분 정도가 걸린다. 낮잠이 30분이 넘어갈 경우 깊은 수면에 들어가 밤에 깊은 수면에 들어가기 힘든 상황이 벌어진다. 낮잠으로 낮에 깨고 밤에 잠을 자도록 해두는 일주기 리듬이 무너지면 밤에 계속 늦게 자는 일이 벌어져 수면 부족이 반복되는 상황이 벌어진다.

낮잠이 무조건 나쁜 건 아니다. 적당한 낮잠은 일상 컨디션 조절이나 피로감, 인지능력 개선에 도움이 된다.

신 교수는 "적절한 낮잠은 분명히 도움이 된다"며 "학생의 경우 성적 향상, 노인은 인지능력이나 치매 예방 효과가, 그리고 산업체에선 생산능률이 높아지고 산업재해 발생률이 내려갔다는 연구도 있다"라고 설명한다.

하지만 낮잠은 원칙적으로 자지 않는 것이 좋다. 피로가 누적되어야 수면 욕구가 생겨 밤에 잠을 푹 잘 수 있기 때문이다.

신 교수는 "정 낮잠이 필요하다면 침대에 편하게 눕기보단 의자나 소파에 앉아 20~30분 이내로 자는 것이 좋다"며 "피곤해서 못 견딜 정도가 아니면 나가서 햇빛을 쬐고 움직여 잠을 깨는 것도 방법"이라고 말한다.

최근 유행 중인 '커피냅'을 시도해 보는 것도 괜찮다. 커피냅은 커피를 마시고 바로 낮잠을 잔 뒤 20~30분 후 카페인이 흡수되기 시작할 때 잠에서 깨는 방법이다. 또한, 잠에서 깬 뒤에 정신을 차리는데도 커피가 도움이 돼 낮잠과 커피의 장점 두 가지를 동시에 얻는 방법이다.

신 교수는 "너무 피곤해 일의 능률이나 학업에 지장이 있다면 한 20~30분 이내의 낮잠은 꿀잠이 되고 도움이 되지만, 1시간 이상 자면 야간 수면을 방해하고 잠자는 시간이 뒤로 밀려 늦게 자는 사람으로 변해 그로 인해 수면의 리듬이 변동될 수 있어 장기적으로는 수면에 악영향을 미칠 수 있다"라고 설명한다.

이어 "낮잠을 안 잘 수 있도록 수면 시간이나 기상 시간을 늘려보는 노력을 해보고 그래도 주간 졸음이 개선되지 않으면 전문가를 방문해 수면의 질을 평가해봐야 한다"라고 조언한다.

건강은 공기, 풍경,
정신에 미치는 신체운동의
마법 같은 이점으로 구성된
최초의 뮤즈다.

– 랄프 왈도 에머슨 –

제3장

무시하면
안 되는
몸의 신호

01

어지러우면 단지 빈혈일까?

어지럼증은 뇌나 귀의 이상인 경우가 더 많다

| 의학 자문 인용 |

어완규 강동경희대병원 혈약종양내과 교수

“어지럼증은 뇌졸중 등의
심각한 질환이 있다는 신호일 수 있다.
특정 증상이 나타나면 위험할 수 있어
병원을 찾는 게 좋다.”

일상생활 중 어지럼증이 나타나면 빈혈 때문이라고 생각하기 쉽다. 하지만 증상에 따라 빈혈과는 다른 질환이 원인일 수 있어 주의가 필요하다.

어완규 강동경희대병원 혈약종양내과 교수는 “어지럼증은 빈혈의 많은 증상 중 하나일 뿐”이라며 “빈혈과 어지럼증은 다른 질환이다. 정확한 원인을 파악해야 치료할 수 있다”라고 말한다.

어지럼증은 실신할 것 같은 느낌, 힘 빠짐, 균형감 소실, 불안정함을 느끼는 상태다. 특히 자신이나 주변이 회전하는 느낌이 있으면 현기증이라고 하는데, 어지럼증의 약 50%는 현기증이다. 메스꺼움을 동반할 때도 있고 서 있기 힘들 정도로 몇 초, 심하면 며칠간 지속되기도 한다.

사람들이 흔히 어지럼증의 원인으로 생각하는 빈혈은 적혈구 수가 감소한 것이다. 철·비타민 결핍, 악성종양, 출혈, 용혈 등이 원인이다. 특히 적혈구가 감소해 뇌에 공급되는 혈류가 부족하면 어지럼증을 초래할 수 있다.

빈혈 환자는 어지럼 외에도 두통, 불면증, 집중력저하, 인지장애, 우울증, 망상, 피로, 이명, 가슴통증, 두근거림, 소화장애, 폐경, 발기부전 등의 증상을 보일 수 있다.

하지만 어 교수에 따르면, 국내에서 어지럼증으로 응급실에 내원한 환자 중 가장 큰 원인은 이비인후과(30%), 신경과(24%) 순이었다. 빈혈은 30세 미만 환자에서 약 10%를 차지했으나 고령자에선 주요 원인이 아니었다.

빈혈 외에도 어지럼증을 유발하는 질환은 다양하다. 대표적으로 뇌·내이·눈·감각신경 등 신체의 균형 유지 기능에 이상이 생긴 경우에도 어지럼증이 발생한다. 또한, 혈전이나 동맥이 막혀 뇌로 가는 혈액 흐름에 장애가 생겨 심부전 · 부정맥 · 심근허혈 등 심장 질환이 발생해도 어지럼증이 나타날 수 있다.

그 밖에 균형 조절 부위에 암이 생겼거나 항암제 · 방사선치료 중인 부작용이 발생한 암 환자의 경우, 편두통, 일산화탄소 중독, 불안장애, 기립성저혈압, 고열, 탈수, 갑상선 기능장애, 저혈당 등이 나타날 수 있다.

어지럼증은 뇌졸중 등의 심각한 질환이 있다는 신호일 수도 있다. 특정 증상이 나타나면 위험할 수 있어 병원을 찾는 게 좋다.

심한 어지럼증이나 현기증이 새로 생기고, 갑작스럽고 심한 두통이나 가슴 통증, 호흡곤란, 팔이나 다리의 무감각 또는 마비, 기절, 사물이 둘로 보이는 증상 등이 나타나면 바로 응급실을 찾아야 한다. 또한, 빠르거나 불규칙한 심장 박동, 혼돈 또는 불분명한 말, 걷기 어려움, 지속적인 구토, 발작, 갑작스러운 청력 변화, 안면마비 등이 동반되는 경우도 마찬가지다.

02
눈이 뻑뻑해지는 '안구건조증'

안구건조증 예방을 위해
'20-20-20' 규칙을 추천한다

| 의학 자문 인용 |

김태기 강동경희대병원 안과 교수

"건조한 날씨 외 스마트폰 등
전자기기도 안구건조증의 원인이 된다.
자가면역 질환 등 다른 질환도 영향을 주며
방치하면 시력에 나쁜 영향을 끼친다."

찬 바람이 불고 날씨가 건조해지면서 눈이 뻑뻑하고 메마른 느낌이 드는 경우가 있다. 안구가 건조해지면서 생기는 안구건조증이다. 안구건조증이 심각하지 않다고 방치하면 시력에도 영향을 줄 수 있어 조심해야 한다.

눈물은 안구를 적셔서 눈을 편안하게 움직이도록 한다. 눈물을 생성하지 못하거나 눈물의 성분이 부족해 빨리 마르면 눈이 불편해지는데, 이를 '안구건조증' 또는 '건성안'이라고 한다.

김태기 강동경희대병원 안과 교수는 "안구건조증은 눈에 통증을 일으키는 가장 흔한 질환이다"며 "눈의 자극, 모래나 속눈썹이 들어간 것 같은 이물감, 눈이 타는 듯한 작열감, 침침하다고 느끼는 눈의 불편감, 가려움, 눈부심, 갑작스러운 과다한 눈물이나 충혈 등이 있다"라고 설명한다.

| 안구건조증의 증상 |

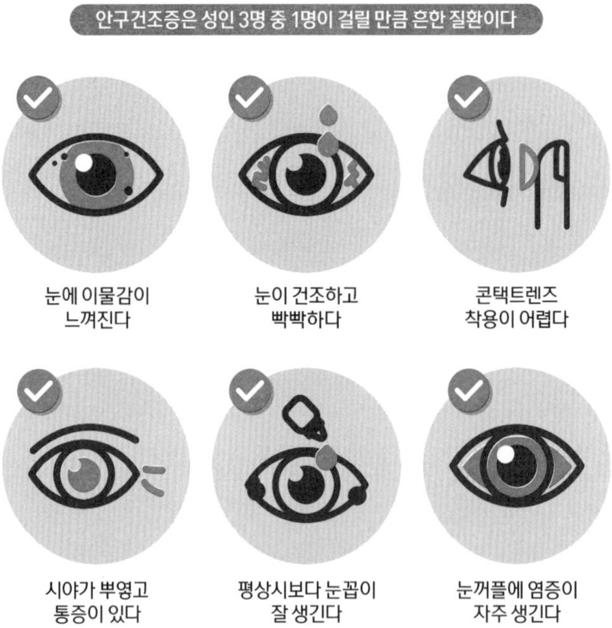
안구건조증은 성인 3명 중 1명이 걸릴 만큼 흔한 질환이다
눈에 이물감이 느껴진다
눈이 건조하고 빡빡하다
콘택트렌즈 착용이 어렵다
시야가 뿌옇고 통증이 있다
평상시보다 눈꼽이 잘 생긴다
눈꺼플에 염증이 자주 생긴다

안구건조증은 건조한 날씨, 스트레스, 전자기기 사용 증가 등 다양한 이유로 발생한다. 날씨가 건조해지거나 바람이 많은 봄과 가을에는 증상이 심해질 수 있다. 특히 매연이나 미세먼지, 황사가 있을 때는 더욱 증상이 악화하기도 한다.

스마트폰, 태블릿 등 전자기기 사용이 늘어난 것도 안구건조증 증가의 원인 중 하나로 꼽힌다. 모니터 화면에 집중하다 보면 눈 깜빡임이 크게 줄어들기 때문이다. 눈 깜빡임은 눈물을 안구 전체에 골고루 퍼지게 해 안구가 마르는 것을 방지한다.

그 밖에도 류머티즘관절염, 쇼그렌증후군 같은 자가면역 질환이나 당뇨병, 갑상샘 질환이 있는 경우에 눈물 생산량이 줄어들거나 눈깜박임 이상을 일으켜 안구가 건조해질 수 있다. 이럴 때 눈꺼풀 마사지와 온찜질을 하면 안구건조증 예방에 도움이 된다.

마사지를 하면 눈꺼풀에 있는 마이봄선이 막히는 것을 방지할 수 있다. 마이봄선에서 분비되는 투명한 기름은 눈물에 기름층을 형성해 눈물 증발을 막아 안구건조증 증상을 완화한다. 눈을 감고 아래 속눈썹 바로 아래 부위에 손가락을 가로로 대고 위로 밀어 올려주면 된다. 위 눈꺼풀은 위에서 아래 방향으로 내려준다.

일하다 한 번씩 먼 곳을 바라보는 것도 좋다. 온종일 일이나 공부를 하다 보면 눈이 오랜 시간 한 곳에 초점을 맞추게 돼 눈이 계속 긴장 상태에 있게 된다. 이때 정기적으로 한 번씩 먼 곳을 보면서 눈의 긴장을 풀어준다.

김 교수는 "미국안과학협회는 20분마다 20피트(약 6m) 이상 떨어져 있는 대상을 20초 정도 보는 '20-20-20' 규칙을 추천한다"라고 소개한다.

그는 “안구건조증은 결막염과도 증상이 비슷하다. 방치하면 시력에도 영향을 줄 수 있어 증상이 있으면 안과에 방문해서 안구건조증에 대한 진단을 받아보는 것이 좋다”라고 조언한다.

건조하고 차가운 바람이 부는 날씨에다가 실내 난방기로 더욱 건조한 겨울에는 안구건조증에 주의해야 한다. 우리가 느끼지 못하지만, 눈은 적절한 양의 눈물로 항상 보호를 받고 있다.

그런데 건조한 실내공기로 눈물이 빠르게 말라버리거나, 눈물이 부족하게 나오게 되면 눈의 윤활제가 사라져 눈이 쉽게 손상받게 된다. 안구건조증이란 눈물막의 불안정, 안구 표면의 손상과 염증, 눈 신경계의 이상 등으로 눈물층이 손상되면서 나타나는 질환이다.

안구건조증을 앓고 있는 사람은 눈에 모래가 들어간 것처럼 이물감이 들며, 눈이 자주 부시고, 쉽게 눈이 충혈되게 된다. 겨울철 외출 시 찬바람을 맞으면 눈물이 줄줄 흐르게 되며, 심한 경우 두통을 호소하기도 한다. 질환이 악화할 경우 눈꺼풀이 점점 무거워져 눈을 뜨기가 힘들어지며, 더 심할 경우에는 각막이 손상돼 시력이 감소할 수도 있다.

안구건조증은 간단한 생활수칙을 지키면 예방이 가능하다. 장시간 화면을 쳐다봐야 할 때는 의도적으로 눈에 휴식을 주는 게 중요하다. 컴퓨터로 작업을 할 때도 한 번씩 먼 곳을 보고, 눈을 깜박이며 눈을 쉬게 만들어 줘야 한다. 독서를 하거나 TV, 스마트폰을 볼 때 눈을 의식적으로 깜박이는 것도 눈물막이 형성돼 안구건조증 증상을 줄이는 데 도움이 된다.

실내 온도와 습도를 적절하게 유지하는 것도 중요하다. 실내에서는 난방기 바람이 눈에 직접적으로 닿는 걸 피해야 한다. 집이나 사무실 등 주로 생활하는 공간의 환경이 건조하지 않도록 가습기를 사용하고 겨울철에는 습도를 40% 정도로 유지해야 한다.

특히 눈 화장을 했을 경우에는 잠들기 전에 반드시 지워 염증이 생기는 것을 막아야 한다. 눈 화장을 잘 지우지 않을 경우 잔여물이 눈 각막에 손상을 줄 가능성이 커지기 때문이다. 콘택트렌즈 착용도 최대 4시간을 넘기지 않는 것이 좋다. 또한, 비타민C, 현미, 콩, 생선 등 항산화 식품을 섭취하는 것도 눈 건강에 도움이 된다.

충혈과 염증이 나타나지 않고 눈이 뻑뻑한 것에 그친다면 인공눈물 등의 점안액을 3~4시간에 한 번씩 점안해 수분을 보충해 주는 것이 좋다. 다만, 안구건조증은 복합적인 원인으로 발생하는 만큼 시력 감소, 염증, 충혈이 발생하면 병원에서 진료를 받는 게 좋다.

03

계단 10개 오르기도 어렵다면?

근감소증이 사망 위험을 키운다

| 의학 자문 인용 |

강민구 전남대병원 노년내과 교수
김광일 분당서울대병원 노인병내과 교수
김홍규 서울아산병원 건강의학과 교수
분당서울대병원
유승돈 강동경희대학교병원 재활의학과 교수
정창희·조윤경 서울아산병원 내분비내과 교수

“과거에는 근감소증을
자연적인 노화 과정으로 여겼지만,
이제 우리나라를 비롯한 각국에서는
근감소증을 질병으로 보고 있다.”

계단 10개를 쉬지 않고 오르기 힘들고 4.5kg 무게를 들기 어렵다면 근감소증 치료가 필요할 수도 있다. 근감소증은 말 그대로 근육이 감소하는 질환이다. 나이가 들면서 나타나는 근골격계의 퇴행성 변화, 신경계와 호르몬 변화, 활동량 감소, 영양상태 불균형, 지속되는 만성질환 등이 원인이다.

유승돈 강동경희대학교병원 재활의학과 교수는 “근감소증은 노년기 건강을 위협하는 질환”이라면서도 “전문적인 운동치료와 영양관리를 병행하면 얼마든지 예방할 수 있다”라고 말한다.

80대 이상 절반 이상이 근감소증을 가진 것으로 알려졌다. 이에 따라 낙상, 골다공증, 기능장애 등이 발생해 삶의 질이 크게 저하될 수 있어 주의가 필요하다.

특히 노화로 인한 경우는 환자 스스로 인지하지 못하고 심해질 수 있다. 심부전, 만성 폐 질환, 당뇨, 콩팥병 등 만성질환이 있는 노년층에서 신체기능이 떨어지고 체중이 줄며 우울감, 집중력 저하가 생기거나 자주 넘어지면 근감소증을 의심해야 한다.

| 근감소증 신호 |

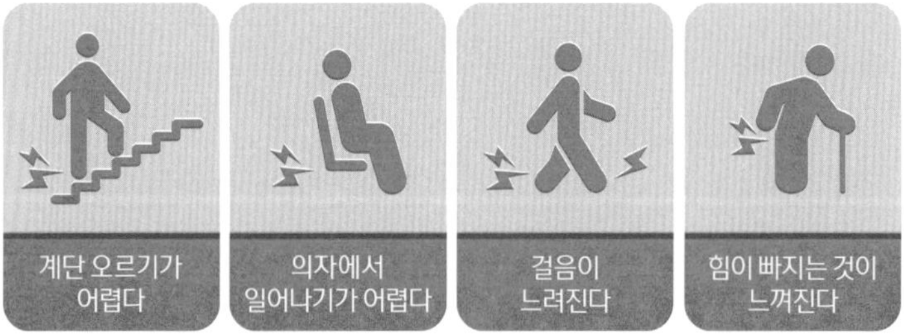

단순히 근육량이 적다고 근감소증을 진단받지는 않는다. 보행 속도와 악력 저하를 기준으로 판단한다.

체성분 등을 측정하는 생체전기저항분석(BIA) 등으로 근육량이 감소한 환자에서 걷는 속도가 초속 1m/s로 떨어져 있고 손의 악력이 남자는 28kg, 여자는 18kg 미만이면 근감소증으로 판단한다.

특히 장딴지 둘레가 남자 34cm, 여자 33cm 미만이거나 SARC-F에서 이상이 있으면 병원에서 근감소증 평가를 받아보는 게 좋다.

한국노인노쇠코호트에 따르면, SARC-F 점수가 4점 이상이면 근감소증일 확률이 높다.

SARC-F 평가 기준은 무게 4.5kg을 들어서 나르는 것이 매우 어렵거나, 방 한쪽 끝에서 다른 끝까지 걷는 것이 어렵고, 의자(휠체어)에서 일어나 침대(잠자리)까지 이동하는 것이 매우 어려우면 각 항목당 2점이다. 또한, 0개의 계단을 쉬지 않고 오르는 것이 어렵거나 지난 1년 동안 4회 이상 넘어졌다면 항목당 2점을 추가한다.

유 교수는 "최근에는 장딴지 둘레나 근감소증 자가 진단 설문지(SARC-F)로 우선 구분하고, 악력이나 의자에서 5회 일어나기(12초 이상)를 해본 후 병원 등에서 정확한 근감소증을 진단하도록 권고한다"라고 설명한다.

노년기 근감소증은 낙상, 골절 발생을 증가시키고, 비만, 당뇨, 고혈압, 골다공증과 같은 만성질환, 인지기능 저하, 뇌졸중, 치매까지 다양한 질환 발생에 중요한 요인이 될 수 있다. 골격 근육량이 적거나 근력이 낮을수록 장애의 발생 확률이 커지고 사망 위험 증가로 이어질 수 있다.

유 교수는 "근감소증 자체를 단순한 노화로 받아들이기보다는 다양한 질환을 예방할 수 있는 질병 개념으로 생각해야 한다"라고 강조한다.

근감소증 치료와 예방을 위해선 운동치료와 영양관리를 병행해야 한다. 저항성 근력 증진 재활훈련은 근육량이 증가하는 데 도움이 된다. 특히 스쿼트나 팔굽혀펴기, 아령 들기, 밴드 운동을 꾸준히 하는 것이 좋다. 걷기, 실내 자전거 같은 유산소 운동도 병행하면 좋다. 다만, 노인이나 근골격계 질환자는 반드시 적절한 운동 처방을 통해 근육량을 증가해야 부작용을 방지할 수 있다.

영양분 섭취도 중요하다. 검정콩, 육류, 생선, 두부, 달걀 등으로 충분한 단백질을 섭취하고 비타민 D, 불포화 지방산, 항산화 영양제도 도움이 된다. 다만, 유 교수는 "운동이 없는 영양 관리의 효과는 불명확하다"며 운동의 중요성을 강조한다.

근육량과 근기능이 줄어들면서 지방량은 늘어나는 '근감소성 비만 환자'는 근육의 질 저하(근지방증) 위험이 4배가량 높다는 연구 결과도 공개됐다. 서울아산병원 내분비내과의 정창희·조윤경 교수와 건강의학과 김홍규 교수 연구팀은 이런 내용의 연구 결과를 2023년 미국비만학회의 국제 학술지 '비만(Obesity)' 최근호에 게재했다.

연구 결과에 따르면, 근지방증을 가진 비율이 근감소증도 비만도 아닌 정상 그룹(310명)에서는 17.9%였던 반면, 근감소성 비만 그룹(9,353명)에서는 54.2%로 나타났다.

정상 그룹에서 근지방증이 발생할 위험을 1로 보았을 때, 근감소성 비만 그룹에서 근지방증이 생길 위험은 3.7로 두 그룹 간 4배가량의 차이를 보였다.

| 근감소성 비만 그룹과 정상 그룹 비교 |

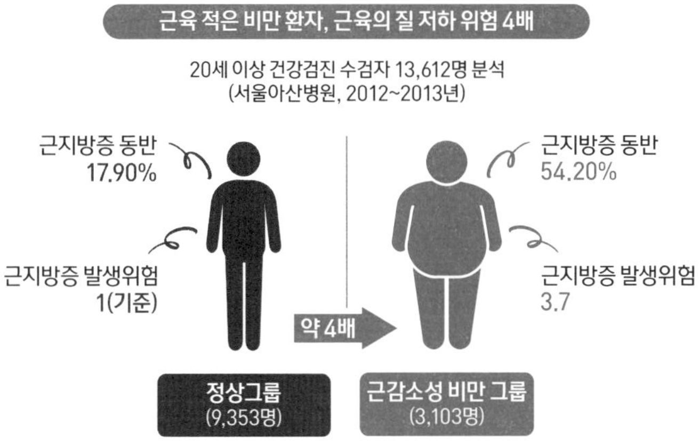

서울아산병원 내분비내과 정창희·조윤경, 건강의학과 김홍규 교수팀(2023년)

'근감소증'이 있는 50대 남성은 그렇지 않은 남성보다 보행 속도가 유의미하게 느려진다는 국내 연구 결과도 나와 있다. 과거에는 자연적인 노화의 한 과정으로 여겼지만, 이제는 각국에서 근감소증에 질병 코드를 부여해 관리하고 있다. 우리나라 역시 올해 표준질병사인분류(KCD)에 근감소증을 포함했다.

분당서울대병원은 김광일 분당서울대병원 노인병내과 교수와 강민구 전남대병원 노년내과 교수팀이 50세 이상 성인 남성 106명(평균 연령 71세)에게 4주간 벨트 형태의 웨어러블 기기를 부착해 보행 속도를 측정하고, 근육량 및 근력 검사를 실시한 결과, 이같이 나타났다고 밝혔다.

국내 연구진은 이 연구에서 디지털 헬스케어 기업 A사의 스마트벨트를 이용해 보행 속도, 착용자의 허리둘레, 과식 및 활동 습관 등을 확인했다고 밝혔다. 연구 결과 근감소증이 있는 참가자의 평균 보행속도는 1.12m/s로 근감소증이 없는 참가자의 속도인 1.23m/s보다 느린 것으로 나타났다. 또한, 근력 검사를 통해 근력이 낮은 참가자(악력 〈 28kg)와 정상 근력을 가진 참가자를 구분하여 보행 속도를 비교한 결과, 근력이 낮은 참가자의 평균 보행 속도는 1.15m/s로 정상 근력 참가자의 보행 속도인 1.23m/s보다 느린 것으로 드러났다.

근육량이 적은 참가자(골격근질량 〈 7.0kg/m2)와 정상 근육 질량을 가진 참가자의 경우에도 각각 1.22m/s, 1.25m/s로 측정돼 근육량이 적을수록 보행 속도가 느렸다.

이러한 연구 결과는 의료정보학 분야 국제학술지 2021년 '저널 오브 메디컬 인터넷 리서치(Journal of Medical Internet Research)' 11월호에 게재됐다

“

건강은 두려움에 대항해
싸울 힘을 주고,
어떤 확증이나 보수 없이도
모험을 걸 수 있게 하는 힘이다.

– 레오 버스카글리아 –

”

04

소변에 섞인 '피' 놔두면 투석까지

혈뇨는 원인이 다양해 정확한 진단과 치료가 중요하다

| 의학 자문 인용 |

박형근 서울아산병원 비뇨의학과 교수
서준교 서울아산병원 비뇨의학과 교수
이상호 강동경희대병원 신장내과 교수
이효진 충남대학교병원 혈액종양내과 교수

●

"신장 사구체가 손상되면
혈액 내 단백질을 못 걸러낸다.
결석이나 방광암·신장암도
혈뇨의 원인이 된다.

● 소변이 불그스레하거나 피가 섞여 나온다면 누구나 당황할 수 있다. 소변에 비정상적인 양의 적혈구가 섞여 배설되는 것이 혈뇨다. 혈뇨가 발생하는 이유는 심한 운동, 외상, 감염, 혈액 또는 신장 질환, 약물 등 여러 가지가 있다. 원인이 이처럼 다양해 정확한 진단을 한 후 그에 맞는 치료를 받는 게 필수다.

혈뇨로 병원을 찾으면 요검사, 요세포 검사, 방광 내시경이나 필요에 따라 CT·MRI 같은 영상 검사를 진행한다. 남성은 전립선특이항원(PSA) 검사를 추가할 수 있다. 단순한 증상일 수도 있지만 건강상 심각한 문제가 발생했다는 신호일 수 있다.

신장(콩팥)에 문제가 생기면 소변에 피가 섞이고 거품이 많이 일어날 수 있다. 신장은 혈액 속 노폐물을 걸러내어 소변으로 배출할 수 있도록 하는 기관이다. 신장 속 사구체는 혈액 속 전해질 농도나 혈압을 조절하는 등 다양한 기능을 수행한다.

사구체는 고혈압과 당뇨뿐만 아니라 면역 질환 등 다양한 이유로 손상될 수 있다. 소변을 보는데 거품이 많거나(단백뇨) 갈색 혹은 피와 비슷한 색이 보이면 사구체에 이상이 생긴 사구체신염은 아닌지 확인해야 한다. 정도가 심하지 않아 아무 조치 없이 두어 증상이 오래 지속될 경우 만성신염 증후군으로 발전할 수 있다.

사구체는 한번 손상되면 회복되지 않고 소실된다. 사구체 숫자가 감소하면 만성신장질환으로 진행할 수 있다.

이상호 강동경희대병원 신장내과 교수는 "사구체신염은 조기 발견 후 적절한 치료를 받으면 대부분 투석을 받아야 하는 상황에 이르지는 않는다"며 "하지만 치료 시기를 놓치고 방치하면 만성 콩팥병으로 발전해 평생 투석을 받거나 콩팥 이식이 필요한 말기신부전까지 진행하게 된다"라고 설명한다.

요로결석은 소변이 만들어져 수송, 저장, 배설되는 길인 요로에 돌이 생기는 현상이다. 소변에 칼슘 및 여러 성분이 뭉쳐서 커지면서 만들어진다. 요로결석 환자의 90% 이상이 미세혈뇨를 보이는데, 5~10%는 육안으로 혈뇨가 관찰될 때도 있다. 만약 급성선통과 함께 혈뇨가 나타나면 요로결석을 의심할 수 있다.

무더운 환경에서 땀을 많이 흘리고 수분 섭취를 제대로 하지 못하면 수분 손실로 결석 생성이 촉진된다. 또한, 여름철 햇볕에 많이 노출돼 비타민D 생성이 활성화돼도 결석 위험이 증가한다.

결석 크기가 4~5mm 이하면 60~80%가 수분 섭취와 약물 치료로 자연 배출된다. 크기가 6mm 이상이거나 위치가 상부 요관이면 몸 밖에서 충격파를 발사해 결석을 부순 뒤 자연스럽게 배출되도록 유도한다.

박형근 서울아산병원 비뇨의학과 교수는 "요로결석 환자의 30~50%가 5년 이내에 재발한다"며 "요로결석 예방의 핵심은 수분 섭취다. 하루 2~3L 정도의 수분을 섭취하면 요로결석을 예방할 수 있다"라고 말한다.

방광암이나 신장암 등 비뇨기 관련 암에 걸려도 혈뇨 증상이 발생할 수 있다. 특히 방광암 환자의 약 85%는 혈뇨를 보인다. 소변이 빨갛게 보일 수도 있고 짙은 갈색이나 검붉은색으로 보일 수도 있다. 다만, 혈뇨 증상 환자 중 실제 방광암이 원인인 경우는 약 12% 정도에 그치는 것으로 알려졌다.

신장암 환자에서도 혈뇨가 나타난다. 서준교 서울아산병원 비뇨의학과 교수는 "초기 신장암은 대부분 특별한 증상이 나타나지 않지만, 매우 심한 신장암 환자라면 소변에 육안으로 확인되는 피가 섞여 나오는 증상이 나타날 수 있다"라고 말한다.

신장암은 전체 암 중에 발생률은 낮으나 진단과 치료가 까다로운 암으로 알려졌다. 암(악성종양)의 크기가 작을 때는 증상이 거의 없고 종양이 어느 정도 커져 장기를 밀어낼 때여야 비로소 증상이 나타난다.

진단이 늦어지니 환자의 10~30%는 이미 다른 장기에 전이된 상태로 치료를 시작하는 경우가 많다. 안타깝지만 생존율 향상도 기대하기 어렵다.

신장암은 신장의 여러 부분 중 혈액을 걸러 소변을 만들어 내는 신실질이나 신우에 생긴 암이다. 신장은 복막 뒤쪽에 분리된 채 자리한다. 매년 국내에 약 6,000명의 환자가 새롭게 발생하며 그중 남성이 약 4,000명이다.

이효진 충남대학교병원 혈액종양내과 교수는 "전이성 및 재발성 신장암 환자는 감히 헤아리지 못할 정도의 깊은 충격과 두려움, 좌절을 겪는다"면서도 "그러나 효과적이고 새로운 치료법이 개발되고 있고 치료 환경도 바뀌고 있으니 담당 주치의를 믿고 긍정적이고 적극적인 마음으로 치료에 힘써야 한다"라고 당부한다.

“

건강을 유지하는 유일한 방법은
원하지 않는 것을 먹고,
싫어하는 것을 마시고,
원하지 않는 것을 하는 것이다.

- 마크 트웨인 -

”

05
갑자기 손목이 찌릿찌릿하다면?

손목터널 증후군은 심하면 수술까지 받아야 한다

●

| 의학 자문 인용 |

이정우 원주세브란스기독병원 정형외과 교수

"손목터널 증후군의 정확한 원인은
아직 알려지지 않고 있다.
다만, 여성, 비만, 노인, 당뇨병 환자에게
더 흔하게 발생한다."

손목터널 증후군은 컴퓨터 작업을 많이 하는 직장인, 손놀림을 많이 하는 미용사, 그리고 주부에게 많이 나타날 것이라는 생각을 하기가 쉽다. 그러나 손목 통증으로 병원을 찾는 환자들을 살펴보면 원인을 알 수 없는 경우가 많으며, 스마트폰과 온라인 게임을 많이 하는 학생들에서도 종종 발생하기도 한다

손목 통증은 증상이 심하지 않을 경우 약물이나 주사 치료로 개선할 수 있지만, 증상이 나빠질 경우 수술이 필요할 수도 있어 주의가 요구된다.

이정우 원주세브란스기독병원 정형외과 교수는 "아직까지 손목터

널 증후군을 예방하기 위한 뚜렷한 예방수칙이나 권고 기준은 없다"며 "컴퓨터 사용처럼 손목의 지속적이고 반복적인 동작 등은 증상을 악화시킬 수 있어 피하는 것이 좋다"라고 조언한다.

손목터널 증후군의 정확한 명칭은 수근관 증후군이다. 수근관이란 손목에서 손으로 이어지는 부위에는 뼈와 인대로 둘러싸인 부분을 뜻한다. 이 터널을 통해 손가락을 구부리는 9개의 힘줄과 손바닥쪽 감각 및 엄지손가락의 일부 운동 기능을 담당하는 정중신경이 지나는데, 좁은 터널에 힘줄과 신경 등 10개 구조물이 밀집돼 있다.

이 때문에 손가락을 많이 사용해 힘줄들이 과도하게 움직이면 염증반응으로 터널 안에 부기가 발생하고, 결국 신경이 눌리면서 저린 증상이 나타나게 된다. 이 상황이 좀 더 이어지면 만성적인 부기가 생겨 손 저림이 심해지고, 엄지손가락의 운동 기능도 약해져 손목터널 증후군이 나타나게 된다.

손목터널 증후군 증상은 손목 통증과 함께 엄지, 검지, 중지, 손바닥 부위의 저림이 심해지는 것이다. 손가락이나 손바닥이 붓지 않았음에도 부은 느낌이 들 때도 많다. 간혹 정중신경의 압박이 심한 경우 엄지 근육의 쇠약과 위축 증상도 나타난다. 또한, 손의 힘이 약해지고, 손목을 잘 못 쓰는 것과 같은 운동 마비 증세도 발생한다.

진료 시 감각 이상 위치와 정도를 파악하며 운동 기능 약화 정도를 판별하게 된다. 임상증상, 근전도 및 신경전도 검사 등의 방법으로 진단할 수 있다.

엄지와 새끼손가락을 마주 대고 힘을 준 상태에서 무지구(엄지손가락 쪽 두툼한 부분)를 눌러 근육의 약화 정도를 확인해 볼 수 있다. 정상적인 무지구 근육은 강하게 수축돼 팽팽한 느낌이 들지만, 손목터널 증후군 환자는 근육이 제대로 수축할 수 없기 때문에 물렁물렁한 느낌이 든다. 무지구 근육 위축이 심한 환자의 경우 이 부위가 움푹 들어가기도 한다.

손목터널 증후군의 정확한 원인은 알려지지 않았다. 다만, 여성, 비만, 노인, 당뇨병 환자에게 더 흔하게 발생하며, 임신 중에 일시적으로 증상이 나타나는 것으로 알려져 있다. 이 때문에 손목터널 증후군은 정중신경을 압박하는 국소 원인을 찾아 이를 제거하는 방식으로 치료하게 된다.

증상이 심하지 않을 경우에는 수근관 내 스테로이드 주사, 소염제 등을 이용한 약물치료, 손목 부목 고정 등 비수술적 치료법을 사용해 볼 수 있다. 그러나 손목터널 증후군은 재발비율이 높기 때문에, 증상이 잠깐 호전됐다가 다시 악화되는 경우도 많다.

하지만 손의 근육 위축이 분명한 경우, 제거해야 할 병리가 발견된 경우, 전기적 검사에서 신경 손상 정도가 심하다고 나온 경우, 증세가 심각하지 않더라도 3~6개월간 비수술적 치료를 받았지만 호전되지 않는 경우 등은 수술을 고려해 볼 수 있다.

06

무릎에서 왜 '딱딱' 소리가 날까?

반월상 연골판이 손상되면
삐거덕 소리가 난다

| 의학 자문 인용 |

김만수 서울성모병원 정형외과 교수
김원 서울아산병원 재활의학과 교수
이상학 강동경희대병원 정형외과 교수

"노화에 따른 퇴행성관절염은
손으로 대고 움직여도 느낄 수 있다.
'삐거덕'하는 소리가 나면
'반월상 연골판 손상'이 의심된다."

무릎을 움직일 때 '딱딱' 소리가 난다면 퇴행성관절염이 원인일 수 있다.

김만수 서울성모병원 정형외과 교수는 "퇴행성관절염으로 무릎에서 소리가 난다면 무릎에 손을 대고 무릎을 움직여 봤을 때도 손으로도 소리를 느낄 수 있다"고 말한다.

무릎 관절은 대퇴골 하단과 경골 상단이 만나는 관절이다. 관절 노화가 진행되면 관절 내 수분이 줄어든다. 그러면 무릎에 가해지는 충격을 흡수하는 반월상 연골판의 탄력과 기능이 떨어지고 골 연골의 강도도 약해지면서 연골이 벗겨지게 된다.

퇴행성관절염의 주된 원인은 노화다. 지난 2020년 기준 전체 퇴행성관절염 환자 중 60세 이상 환자는 67.6%를 차지한다. 퇴행성관절염이 심해지면 연골이 벗겨져 노출되고 뼈끼리 마주치면서 이렇게 소리가 난다. 관절의 연골에는 혈관이 없어 한 번 마모되면 재생되지 않는다.

무릎 내에서 뭔가 '삐거덕'하고 걸리는 소리가 난다면 반월상 연골판 손상을 의심해볼 수 있다. 반월상 연골판은 허벅지뼈와 종아리뼈 사이에 있는 C자형 연골이다. C자 모양이 마치 초승달과 비슷해 반월상 연골판이라 부른다.

반월상 연골판은 체중 전달과 충격을 흡수해 무릎이 안정되도록 하는 역할을 한다. 반월상 연골이 손상되면 무릎에서 삐걱대며 뻑뻑한 느낌을 받을 수 있다.

반월상 연골판 손상은 퇴행설관절염과 달리 젊은 나이에서도 많이 발생한다. 충분히 스트레칭을 하지 않은 상태로 빠르거나 과격한 스포츠를 즐기면서 손상될 수 있다. 중년층의 경우 노화로 인한 퇴행성 변화로 작은 외상에도 쉽게 찢어지며 발생한다.

이상학 강동경희대병원 정형외과 교수는 "반월상연골판 파열은 전방십자인대가 손상될 때 많이 동반된다"며 "반월상 연골판 파열 중 가장 흔한 램프병변의 치료가 늦어지면 퇴행성관절염 발병 가능성이 커진다"라고 말한다.

| 2022년 연령대별 인구 10만 명당 무릎 관절증 환자 진료 인원 |

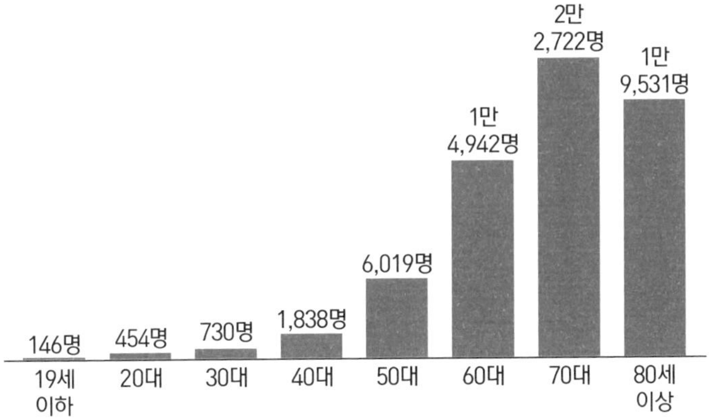

자료: 국민건강보험공단

무릎을 움직일 때 사각사각 소리가 난다면 박리성골연골염을 의심해봐야 한다. 박리성골연골염은 연골 아래쪽 뼈가 부분적으로 괴사하면서 관절 연골이 떨어져 나가는 질환이다. 연골이 관절 안을 떠돌다가 관절 내부의 뼈 사이에 끼어 사각사각 소리를 내는 것이다.

지속적인 외상이 무릎에 가해지면서 관절 연골을 지탱해주는 뼈에 미세한 골절이 축적되는 것으로 추정된다. 심한 운동을 장기간 계속했을 때도 발생할 수 있다.

김 교수는 “무릎이 삐걱대며 넘어질 듯한 느낌이 들고 무릎 안에 무언가 끼어 돌아다니는 느낌이 든다면 병원을 찾아 정확한 진단을 받는 것이 필요하다”라고 조언한다.

류머티스관절염도 문제다. 할머니, 할아버지가 무릎이 아플 때

'비가 오려나보다'라고 말하는 것처럼 관절염이 있는 사람은 날씨가 흐리거나 비가 올 것을 귀신같이 알아맞힌다. 습도와 기압의 영향으로 관절 내 압력이 커져 통증과 부기가 심해지기 때문이다.

| 2017~2021 류머티스관절염 환자 수 |

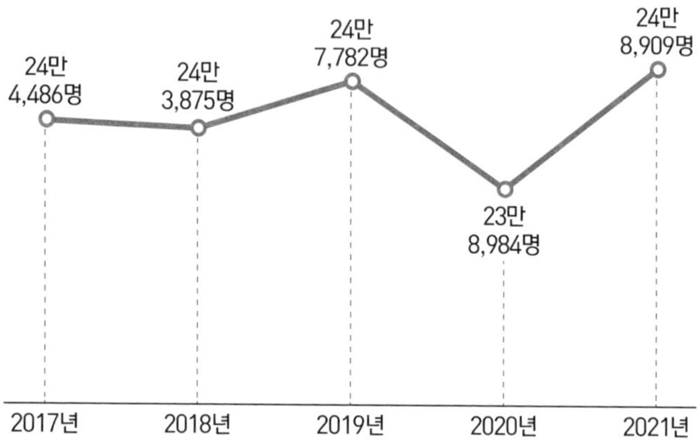

자료: 건강보험심사평가원

여러 관절염 가운데서도 류머티스관절염은 높은 습도와 저기압에 민감하게 반응해 통증이 심해지는 경향이 있다. 관절염 환자는 장마철에 질환 악화를 경험할 수 있어 무더운 여름보다 더 지내기 힘들다.

서울아산병원 재활의학과 김원 교수에 따르면 관절염이란 관절에 염증이 생겨 관절이 아프거나 붓는 질환이다. 퇴행성관절염과 류머티스관절염이 대표적이다. 퇴행성관절염은 관절을 오랜 기간 사용하다보니 연골이 점차 닳아서 생기는 질환이다. 말 그대로 퇴행성 질환으로 나이가 들면서 많이 발생한다.

반면에 류머티스관절염은 면역기능 이상으로 발생하는 만성염증성 질환이다. 아직 원인이 정확하게 밝혀지진 않았다. 퇴행성관절염이 주로 체중의 영향을 많이 받는 무릎이나 엉덩이 관절에 생기는 것에 비해 류머티스관절염은 초기에는 손에 잘 생기다가 점차 병이 진행되면서부터는 큰 관절에 나타난다.

| 2018~2022 무릎 관절증 환자 성별 진료 인원 |

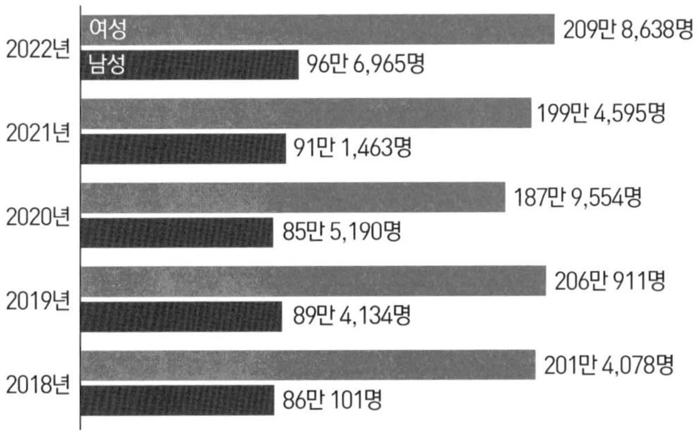

자료: 국민건강보험공단

관절염 증상이 있으면 일단은 안정과 휴식을 취하고 움직이지 않는 것이 좋다. 움직이지 않으면 통증이 어느 정도 경감되지만, 심하게 움직이면 증상이 악화하기 때문이다.

김 교수는 "그러나 운동이 관절염을 악화시키는 요인이라고 오해해 모든 운동을 기피할 필요는 없다"라고 말한다.

관절염으로 통증이 있으면 무의식적으로 신체활동을 줄인다. 이로 인해 관절 기능이나 근육이 계속해서 약화한다. 근육이 약해지면 관절 움직임이 불안해져 통증은 더욱 심해진다.

장마철에 아프다고 방 안에만 있기보다는 스트레칭이나 걷기 운동을 하면서 관절의 유연성을 유지하는 게 좋다. 장시간 누워 있으면 다리로 가는 혈액순환이 줄어든다. 신체 각 조직이 혈액으로부터 산소를 이용하는 능력도 감소한다. 결과적으로 근육이 빠지고 관절 유연성이 떨어진다.

| 무릎 관절증 예방법 |

- ☑ 과체중은 무릎에 부담을 주므로 적정 체중을 유지한다.
- ☑ 산책, 수영, 실내 자전거 등 가벼운 운동이 좋다.
- ☑ 짝다리 등 한쪽 무릎에 부담을 주는 자세를 피한다.
- ☑ 운동 전후 스트레칭으로 충분히 몸을 풀어준다.
- ☑ 무릎 꿇기, 쪼그려 앉기, 계단 내려가기 등으로 무릎에 무리를 주는 행동을 하지 않는다.
- ☑ 단백질과 채소 위주로 식사한다.

김 교수는 "관절 통증을 줄이려면 적절한 운동이 좋다"며 "운동을 하면 관절염이 동반하는 심한 피로감도 호전된다. 심장과 폐의 기능이 향상돼 쉽게 숨이 차고 피곤한 증상이 사라진다"라고 말한다.

아울러 “뼈가 튼튼해지면서 골다공증과 골절을 예방할 수 있고 근력이 좋아지고 관절이 유연해진다. 목과 어깨, 팔꿈치, 손, 허리, 엉덩이, 무릎, 발목 등 모든 관절의 가동 범위가 커진다”라고 강조한다.

07

속쓰림은 '위암' 전조증상 가능성

소화불량인 줄 알았는데
큰 병 신호다

| 의학 자문 인용 |

안지용 서울아산병원 소화기내과 교수
최기돈 서울아산병원 소화기내과 교수

●

"위암의 발병 원인은 복합적이다.
짜고 탄 음식의 섭취를 줄여야 한다.
증상이 경미해서 알아채기 어려우므로
내시경을 통해 진단할 수 있다."

● 평소에 속이 자주 메스껍거나 속쓰림 또는 소화불량이 자주 나타난다면 무시하지 말고 위암일 가능성도 고려해야 한다. 위암은 위 점막층에서 발생해 점막하층, 근육층 그리고 장막층으로 침윤한다. 이후 위 주변 림프절로도 퍼져 결국엔 다른 장기로 전이하며 전신에 퍼진다.

최기돈 서울아산병원 소화기내과 교수는 "조기 위암 환자는 발병 당시에 대부분 자각 증상이 없거나 가벼운 경우가 많다"며 "진행 암도 증상이 없을 수 있으므로 위암을 조기에 발견하기 위해선 반드시 정기검진을 받아야 한다"라고 말한다.

'2021 국가암등록통계'에 따르면, 2019년 기준 우리나라 암 발생 건수는 총 25만 4,718건으로 그중 위암이 암 발생 순위 3위(11.6%·2만 9,493건)를 차지했다. 남성에게서 암 발생 중 위암이 1만 9,761건(14.7%)으로 2위, 여성에게서 9,732건(8.1%)으로 4위를 각각 기록했다.

위암이 림프절 전이에 상관없이 점막층과 점막하층에 국한됐으면 조기 위암이다. 또한, 근육층이나 장막층에 침범하거나 다른 장기로 전이되면 진행성 위암으로 부른다.

| 2021년 위암 질환자 연령대별 진료 인원 |

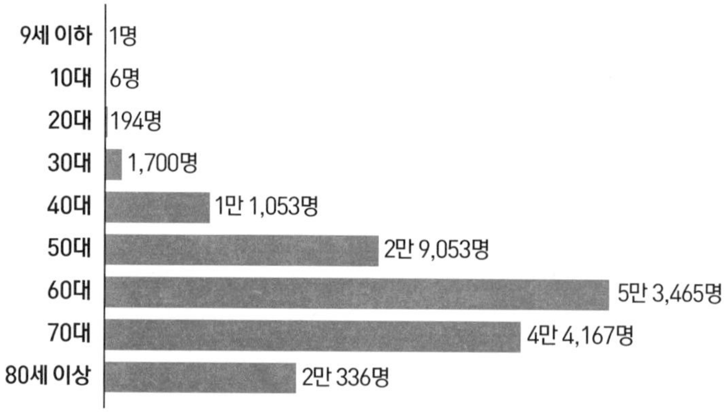

자료: 건강보험심사평가원

위암 발생은 여러 원인이 복합적으로 작용한다. 음식 섭취, 흡연 등 환경적 원인이나, 유전적 원인, 그리고 오래된 위점막 손상, 발암 물질의 반복적인 자극 등도 원인이다.

특히 염분 함유량이 높은 식품이나 소금에 절인 염장식품, 불에 태운 음식과 훈제식품, 베이컨, 소시지 등의 가공 육류가 가장 대표적인 위험 요인으로 알려져 있다. 헬리코박터 파일로리 세균 감염도 위암의 위험을 높일 수 있다. 만성 위염이 지속돼 유문샘, 분문샘이 소실되는 위축성위염이나 위 점막이 소장이나 대장형의 상피로 대치되는 장상피화생도 위암으로 진행되는 위험도가 높은 전암성 병변이다.

위암은 증상이 없거나 가벼워 정기검진을 통해 발견하는 사례가 많다. 하지만 종양이 커지면서 종양의 표면에 깊은 궤양이 형성돼 속쓰림, 복통, 소화불량, 식욕부진, 오심, 구토 등의 증상이 발생할 수 있다. 또한 혈변, 흑색변, 토혈, 심한 빈혈, 어지럼증 등이 있거나 상복부에 종괴가 만져지기도 하며 체중이 감소할 수 있다.

미국 클리블랜드클리닉은 위암 초기 증상이 경미해 다른 많은 소화기 장애와 혼동할 수 있어 이미 진행 단계에 들어선 후 발견하는 경우가 많다고 밝혔다. 또한 복부 팽만감, 메스꺼움, 식욕부진 그리고 불편감, 포만감 등도 몇 가지 경고 신호로 받아들일 수 있다고 설명했다.

위암은 위내시경을 통해 위의 내부를 관찰하면서 위암의 형태, 크기, 위치 등을 확인할 수 있다. 복부 CT는 위암 주변 림프절 전이, 췌장 침범, 간 전이, 대동맥 림프절 전이, 복부, 난소 전이 등 다른 장기로의 전이 여부를 파악할 수 있다.

위암의 근본적인 치료는 개복수술 또는 복강경 수술로 암세포를 모두 제거하는 것이다. 암세포 위치에 따라 위의 2/3 이상을 절제하거나 전체 절제를 한다.

항암화학요법은 크게 3가지다. 수술 후 재발을 예방하기 위해 보조적으로 사용하는 경우와 위 주변 장기 침범 등으로 수술적 절제가 어려울 때 항암제로 암의 크기를 작게 만든 후에 수술로 암을 제거할 때, 그리고 간, 복막, 뼈 등 원격 장기로 전이돼 수술로 제거할 수 없거나, 또는 수술 후 재발해 재수술이 불가능할 때 암 진행을 늦추고 암을 조절하기 위한 목적으로 시행하는 경우다.

다만, 항암제를 쓰면 정상세포 중 증식이 빠른 세포들도 함께 손상될 수 있다. 최근에는 화학 표준요법에 비해 효과가 오래 지속되고 환자 생존율을 개선한 면역항암제 사용도 늘고 있다.

최 교수는 "예전보다 부작용이 적은 항암제나 항암제 부작용을 감소시켜주는 보조 약물도 많이 개발돼 항암제 부작용을 너무 두려워하지 말고 증상을 의료진에게 자세히 알려 적절한 조치를 받는 것이 좋다"라고 조언한다.

잦은 야식과 스트레스, 흡연 등으로 발생한 염증으로 위염에 시달리는 직장인이 많다. 하지만 명치 부위에 갑작스럽게 조이는 듯한 통증이 복부 전체로 퍼진다면 단순히 넘겨서는 안 된다. 일부 위염은 만성화되면 위암 발생률을 높이기도 한다.

안지용 서울아산병원 소화기내과 교수는 "몸속 염증이 처음에는 별것 아닌 듯이 느껴질 수 있다"며 "하지만 치료하지 않고 방치하면 시간이 지날수록 만성화돼 치료가 힘들어지고 증상은 더욱 심해진다"라고 주의를 당부한다.

염증 반응은 체내 손상된 세포가 재생되면서 발생한다. 염증이 없어지지 않고 지속되면 오히려 세포의 재생을 막을 수 있다. 이로 인해 그 부위에 통증이 발생하기도 한다.

위염은 병리학적으로 위 점막에 염증 세포의 침윤이 있는 상태다. 지속 기간에 따라 크게 급성과 만성으로 나눌 수 있다.

급성 위염은 명치 부위에 갑작스럽게 통증이 발생하는 것이 특징이다. 통증이 심할 때는 조이는 듯한 통증이 상복부에서 서서히 시작해 점점 복부 전체로 퍼져가며 심해지다가 다시 풀린다. 비교적 짧은 주기로 통증이 반복되는 경우가 많다. 이때 속이 메스껍고 구토를 하는데, 심하면 위점막에서 출혈이 생겨 토혈이나 하혈을 할 수도 있다.

위염이 지속돼 만성화되면 아무런 증상이 없는 경우부터 소화불량증과 같은 상복부 통증, 식후 심와부(명치 부위)의 그득함, 복부 팽만감, 식사 중 조기 팽만감, 구역, 속쓰림 등이 발생한다. 위염은 심한 스트레스나 과식·과음 또 음식을 빨리 먹거나 매운 음식을 즐기는 식습관 등에 의해 생길 수 있다.

퇴근 후 잦은 술자리나 야식, 흡연 등도 위염의 원인이 될 수 있다. 진통·소염제(NSAIDs) 같은 약물도 위염을 유발할 수 있으며 헬리코박터 파일로리균의 감염이나 그 외 세균, 기생충, 진균 감염 등도 위염 발생의 원인으로 꼽힌다.

| 속쓰림을 완화하는 음식물 |

구분	효과
귀리	포만감을 주며 산을 흡수한다.
생강	위장 질환에 있어서 소염제 역할을 한다.
알로에 베라	식도 벽 손상을 치유한다.
녹색잎채소	시금치, 케일, 근대 등은 알카리성 식품으로 위산을 억제한다.
바나나	바나나의 pH는 5.6으로 산을 완화하는 천연 제산제다.
수박	위에 있는 산을 조절한다.
카모마일차	항염증 성분이 있어 위산 역류로 인한 염증을 진정한다.

식습관과 생활 습관 관리 등으로 치료가 가능한 표재성 위염은 대부분 증상이 없거나 가벼운 상태로, 위 점막 표층에 염증이 생긴 경우다. 헬리코박터 파일로리균의 감염 등으로 염증이 오래돼 위 점막이 위축된 위축성위염은 위산 분비에 장애가 있을 수 있어 만성 소화불량, 매스꺼움, 불쾌감 등의 증상이 생길 수 있다.

특히 위장 점막의 주름이 굵어지는 비후성위염은 많은 경우 헬리코박터 파일로리균의 감염과 관련이 있다. 위암 발생 위험이 높아지속적인 관찰과 치료가 필요하다. 위장 점막의 형태가 변화된 화생성 위염은 위축성위염과 공존하는 경우가 많다. 위선종 또는 위암 발생률이 증가해 지속적인 관찰과 치료가 필요하다.

위염이 만성화되는 것을 예방하기 위해서는 헬리코박터 파일로리균 감염이 있는 경우 제균 치료를 하는 것이 중요하다.

안 교수는 "음식을 천천히, 적당히 먹고 자극적인 음식은 최대한 피하는 등 식습관을 개선하고 위산 억제제, 위장 점막 보호제 복용 등 약물 치료가 필요할 수도 있다"며 "또한, 담배를 피운다면 반드시 금연해야 하고 커피도 피하는 게 좋다"라고 설명한다.

이어 "식습관을 교정하고 헬리코박터 파일로리균 제균 등 조기에 치료하는 게 매우 중요하다. 또한, 만성 위축성위염이나 화생성위염이 발견되면 위암의 빈도가 증가하는 것으로 알려져 최소 1년에 한 번씩은 위내시경 검사를 시행하는 게 좋다"라고 조언한다.

제4장

막지는 못해도 늦춰야 할 노화

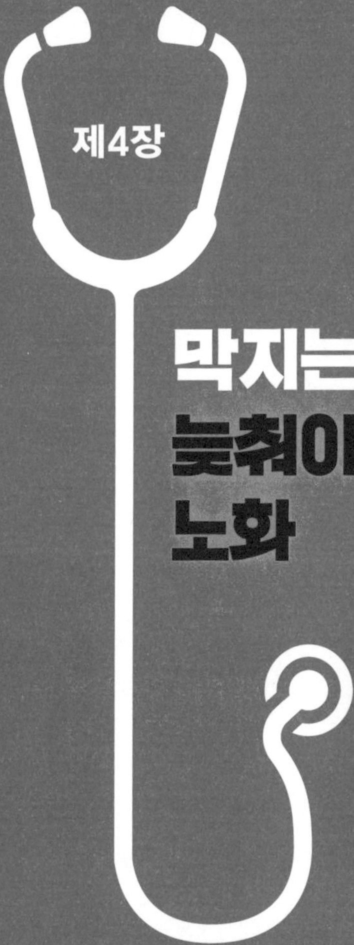

01

만사가 귀찮다는 부모님, 혹시?

가면성 우울증이나 치매를 의심하라

| 의학 자문 인용 |

박지은 서울대병원 정신건강의학과 교수
신철민 고려대안산병원 정신건강의학과 교수

“노년기 우울증은
65세 이상 10명 중 2~3명이 경험한다.
치매로의 진행 가능성 때문에
적기 진단·치료가 중요하다.”

당연하게 여겼던 신체 능력이 떨어지고 사회적 관계도 끊어지며 우울증을 느끼는 노인이 많다고 정신건강의학과 전문들이 조언한다. 제때 치료받지 못하면 치매, 극단적 선택 등으로 이어질 수 있어 가족과 사회의 세심한 관심이 요구된다.

의료계에 따르면, 우울증은 의욕 저하, 우울감, 그리고 다양한 정신 및 신체적 증상을 일으켜 일상 기능의 저하를 가져오는 질환이다. 65세 이상 고령인구 10명 중 2~3명은 경험한다고 알려진 흔한 정신건강 문제다.

신철민 고려대안산병원 정신건강의학과 교수는 “은퇴, 가까운 사람과의 사별, 자식과의 불화, 대인관계 단절, 빈곤 등 사회·경제적 요인이 '노년기 우울증'을 유발할 수 있다"며 "초기에는 특별한 감정의 변화 없이 잠이 오지 않고, 입맛이 없어 밥도 먹기 싫어진다. 특히 만사가 귀찮아진다"라고 말한다.

몸 이곳저곳이 아픈데 막상 병원에 가서 검사하면 아무 이상이 없다. 집중력 감퇴와 함께 기억도 흐릿해지며 치매가 아닌지 의심한다. 두통, 복통, 소화불량 등 신체적 증상으로 나타나는 경우가 많아 내과 질환으로 오인되기도 한다. 주위의 이목을 끌기 위해 꾀병을 부린다는 가족의 오해도 산다.

노년기 우울증은 노인에게 흔하게 나타나지만, 치료받는 비율은 매우 낮다. 우울증은 제대로 관리하지 않으면 삶의 질이 낮아지고 신체 질환에도 영향을 줄 수 있기 때문에 사망률을 높이는 원인이 되기도 한다.

박지은 서울대병원 정신건강의학과 교수는 "우울증이 있는 노년층에게 요즘 기분에 관해 물어보면 대부분 '잘 모르겠다' 혹은 '그냥 그렇다'라고 대답한다. 이는 우리나라 노인들이 본인 감정 상태에 대해 직접 표현해 본 경험이 적기 때문"이라고 설명한다.

따라서 노년층이 우울한 기분을 분명하게 호소하지 않더라도 그 이면에 우울증이 숨어 있을 가능성을 고려해야 한다. 마치 가면을 쓰고 있는 것처럼 우울함이 겉으로 드러나지 않는 '가면성 우울증'을 의심할 수 있다.

신 교수는 "가면성 우울증은 스스로 우울하지 않다고 말할 뿐만 아니라 표정에서도 우울한 느낌을 파악하기 어렵다"며 "멀쩡한 겉모습과 달리 식욕부진, 소화불량, 두통, 근육통, 불면증 등 신체적 증상을 호소하는 게 특징"이라고 설명한다.

노년기 우울증은 항우울제 등의 약물을 사용하면 충분히 치료가 가능하고 얼마든지 좋아질 수 있다. 항우울제는 수면제나 안정제에 비해 부작용이 적고 다른 약물과 함께 사용해도 안전하다. 경도의 우울증부터 약물치료를 권하는 추세고, 환자도 대부분 불편함 없이 복용할 수 있다.

박 교수는 "앓고 있는 신체 질환이나 복용하는 약물, 최근의 스트레스 사건, 불안정한 환경 요인 등도 노년기 우울증의 원인이 될 수 있다"며 "이러한 원인에 대해 포괄적으로 평가하고 개입하는 것 또한 치료 과정에서 중요한 부분"이라고 설명한다.

노년기 우울증을 잘 진단, 치료해야 하는 주요 이유로는 '치매로의 진행 가능성' 때문이다. 젊었을 때는 별문제가 없다가 중년 이후 우울증이 발생하는 경우 뇌의 퇴행성 변화가 동반됐을 가능성이 높기 때문에 주의 깊게 경과를 지켜봐야 한다.

우울증 초기부터 인지 기능 문제가 동반되거나 치료 중 우울 증상은 좋아졌지만 기억에 호전이 없는 경우, 혹은 우울증 약물치료에 반응이 좋지 않은 경우, 역시 아직 드러나지 않은 신경퇴행성 질환이 동반됐을 가능성을 고려해봐야 한다.

우울증과 치매는 '인지 기능이 어떻게 나빠져 왔는가'로 구분된다. 우울증 환자는 기억력이 갑자기 나빠졌다거나 기분 상태에 따라 기억력이 좋았다 나빴다 한다고 보고할 수 있지만 퇴행성 치매 환자는 기억력이 조금씩 점차 더 나빠진다고 보고한다.

노년기 우울증은 예방과 치료 모두 중요하다. 규칙적 생활과 균형 잡힌 식습관을 유지하고 운동을 통해 스트레스를 해소해야 한다.

부정적 생각은 없애고 즐거운 생각을 하려는 노력이 중요하다. 가족들의 관심도 필요한데, 환자가 자살에 관해 이야기한다면 반드시 의사에게 알려야 한다.

박 교수는 "우울증이나 치매에 의해 일상적 활동이 줄어들 수 있다"며 "이때 우울증으로 인해 의욕이 없고 귀찮아서 안 하는 것인지, 아니면 인지 기능에 문제가 있어서 실수가 생기고 못 하는 것인지 잘 구분해야 한다. 치매는 예방이 중요한데, 예방법 중 하나는 우울증을 잘 치료하는 것"이라고 말한다.

신 교수는 "검증되지 않은 약물은 우울증을 악화시킬 수 있으므로 피해야 하며 무엇보다 중요한 것은 증상이 악화하기 전에 치료받는 것"이라며 "증상이 호전됐다고 해서 환자가 임의로 치료를 중단하지 않도록 가족들의 적극적 지원이 필요하다"라고 조언한다.

"

늙는다는 것은
젊음을 잃는 과정이 아니다.
새로운 기회와 견고함을
얻는 과정이다.

– 베티 프리단 –

"

02

노인 실명의 주범 '습성 황반변성'

새 치료법 등장에 기대감 높아진다

| 의학 자문 인용 |

김지택 중앙대학교병원 안과 교수
이주용 서울아산병원 안과 교수
정은지 국민건강보험 일산병원 안과 교수

●

"습성 황반변성이 오면
2개월~1년 내 실명한다.
신약 '바비스모주'의 등장으로
치료 지속성이 높아졌다."

● 초고령화 사회에 진입하면서 늘어나는 노인 인구에 비례해 노인성 안과 질환인 '연령관련 황반변성' 환자가 증가하고 있다. 건강보험심사평가원 통계를 보면, 국내 황반변성 환자 수는 2017년 16만 4,818명에서 2021년 36만 7,463명으로 123%(20만 2,645명) 급증했다.

남성 환자는 16만 1,894명, 여성 환자는 21만 9,960명으로, 여성이 57.6%를 차지해 더 많았다. 남성 환자는 2017년 대비 106.0%, 여성 환자는 같은 기간 151.6% 각각 증가했다.

연령대별로는 60대가 2017년 4만 3,851명에서 2021년 12만 576명으로 175.0% 급증했고, 50대가 126.4%, 80세 이상이 117.6% 순으로 증가했다.

황반변성 환자는 70대가 32.9%, 60대가 31.6%, 80세 이상이 18.6%였다. 이를 다 합쳐 60대 이상이 83%에 달한다. 황반변성 질환의 인구 10만 명당 진료 인원은 743명으로, 2017년부터 2020년까지 매년 300명대였던 것이 700명대로 급증했다.

황반변성 질환 총진료비는 3,170억 원으로 2017년 대비 189.5% 증가했다. 1인당 진료비로 환산하면 83만 원이다. 2017년의 66만 원보다 25.9% 늘었다.

| 2017~2021 황반변성 환자 수 |

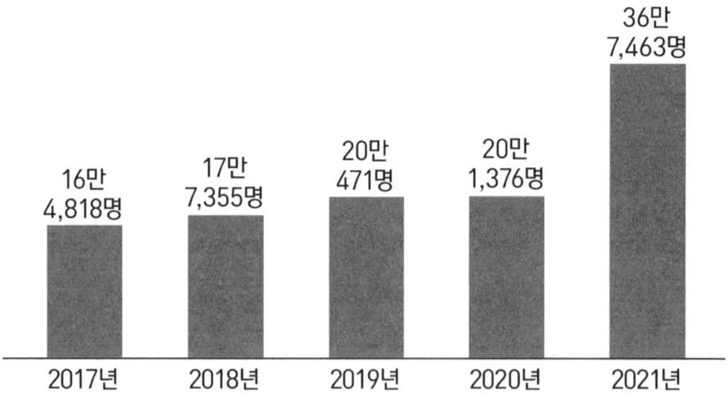

자료: 건강보험심사평가원

국민건강보험 일산병원 안과 정은지 교수는 "노인성 황반변성은 주로 50대 이후 발병하며, 선진국에서 60세 이상 인구 실명의 주요 원인이다"며 "병명과 같이 노화와 관련이 있어 연령이 증가할수록 유병률이 가파르게 증가하는 만큼 우리나라에서도 노인 인구 증가와 함께 황반변성 환자도 증가하는 것"이라고 말한다.

눈의 중심 시력을 이루는 황반에 변성이 나타나는 황반변성은 습성과 건성 2가지 형태로 구분된다. 통상 건성으로 발병해 습성으로 진행된다. 습성 연령 관련 황반변성은 황반 밑에 생기는 비정상적인 신생혈관 때문에 삼출물, 부종, 출혈 등이 발생하고 중심 시력이 급속도로 나빠진다.

다른 안과 질환과 비교해 2개월에서 1년 내 실명에 이른다고 알려졌다. 정밀 안저검사로 진단하는데, 대표적인 증상은 단어를 읽을 때 글자에 공백이 보이거나 직선이 흔들려 휘어져 보이는 '변형시'다. 이런 증상들은 현재 시력이 떨어지고 있고 실명 위험이 커지고 있음을 의미한다.

고령이라면 극심한 시력 저하는 물론 저시력으로 인한 낙상, 골절 등을 경험할 수 있다. 실명은 활자를 통한 의사소통이나 원활한 이동을 어렵게 하며 노동 능력도 떨어진다. 국내에서는 한쪽 눈을 실명한 사람이 50%, 두 눈을 실명한 사람이 전부 노동 능력을 잃은 것으로 규정한다.

습성 연령 관련 황반변성으로 인한 시력 저하는 우울증 등 정신적 부담도 키운다. 삼성서울병원 연구팀이 국민건강보험공단 건강검진

데이터로 연령 관련 황반변성 환자를 평균 8.5년간 추적 관찰한 결과, 환자는 일반인보다 우울증 발병 위험이 15% 높았다.

특히 황반변성에 의한 시각장애가 동반되면 우울증 위험은 23% 증가했다. 황반변성이 국내 노인 실명의 가장 흔한 원인으로 알려지면서, 환자들이 진단받는 것만으로도 향후 실명 가능성에 대한 불안감이 큰 것으로 나타났다.

김지택 중앙대학교병원 안과 교수는 "후천적으로 시력 손실을 얻게 된 경우에는 생활 방식 변화에 대한 충격으로 인해서 심리적 어려움에 더 취약하다"며 "독립적 생활이 불가능하게 돼 보호자와 가족의 돌봄을 받아야 한다. 가족의 경제적, 정신적 부담도 뒤따른다"라고 말한다.

| 습성 황반변성 환자 주요 치료 공포 요소 |

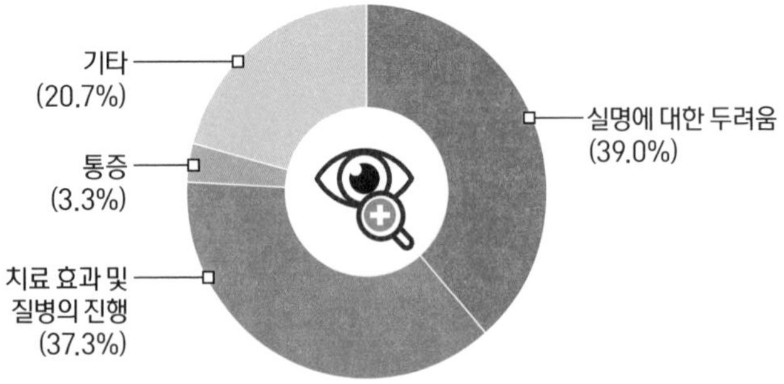

자료: 2017년 미국안과학회지

치료는 주로 망막 속 비정상적인 신생혈관의 생성을 억제하는 안구 내 주사 치료로 이뤄진다. 기존 치료법은 평균 1~3개월에 한 번씩 투여해야 하는 번거로움이 있어 환자들은 눈 안에 직접 주사해야 한다는 공포나 심리적 거부감을 느끼고 있다.

관련 연구를 보면 황반변성 환자 54%가 안구 내 주사 치료 2일 전부터 불안감을 느꼈다. 하지만 치료를 멈출 수 없다. 치료를 임의 중단하면 망막 출혈 등 부작용 발생 위험이 커서 그런 것이다. 치료 중단 환자 148명을 평균 56.8개월 추적 관찰한 연구 결과를 보면 약 16%에서 망막 출혈이 발생했다.

따라서 환자 공포감을 덜고 치료 지속성은 높이며 예후까지 개선할 선택지가 절실했다. 기존 약보다 투여 간격이 긴 약이 필요했는데, 최근 최소 연 3회 투여 치료제 '바비스모주(파리시맙)'가 등장해 환자와 의료 현장에 기대감을 주고 있다.

이 약은 혈관내피세포 성장인자(VEGF-A)와 함께 질병의 또 다른 경로인 안지오포이에틴-2(Ang-2)를 동시에 차단하는 이중특이항체 기전의 신약이다. 총 4건의 대규모 다국가 임상 연구를 통해 더욱 장기간 유지되는 시력 개선 효과와 안전성을 입증한 바 있다.

김 교수는 "습성 연령 관련 황반변성은 지속적인 관리를 통해 시력을 보존하는 중요한 질환이므로, 환자들의 꾸준하고 적극적인 치료를 가능하게 하는 높은 복약 순응도를 가진 치료 옵션의 도입이 매우 중요하다"라고 설명한다.

그러면서 "파리시맙은 지난해 랜싯 저널에 보고된 3상 임상연구(TENAYA 및 LUCERNE)에서 최대 4개월까지 치료 효과가 유지되는 것으로 보고돼, 환자와 의료진 모두의 사회경제적 부담을 줄여줄 수 있을 것으로 기대된다"라고 덧붙인다.

한편, 이 약은 최근 제7차 건강보험심사평가원 약제급여평가위원회에서 급여 적정성을 인정받아 급여권 진입에 한 발 더 다가섰다. 이후 국민건강보험공단 약가협상과 건강보험정책심의위원회 심사 등을 거치면 건강보험 급여 적용을 받게 된다.

한편, 정기적으로 아스피린을 복용할 경우 황반변성에 걸릴 위험이 크다는 연구 결과도 있다. 아스피린을 정기적으로 복용하는 환자들이 그렇지 않은 사람들에 비해 황반변성을 앓고 있는 비율이 높게 나타난다는 것이다.

하지만 황반변성 위험을 이유로 필요에 의해 복용 중인 아스피린을 중단할 필요는 없다. 아스피린을 처방하는 이유는 일부 질환에 대한 중대한 위험성을 치료 및 예방하기 위함이다. 따라서 아스피린 복용에 따른 황반변성의 위험 정도와 합병증 관리에 따른 이득을 따질 경우 이점이 더 많다는 것이다.

이주용 서울아산병원 안과 교수는 "아스피린 복용이 황반변성에 영향이 있더라도 미미할 것으로 생각된다"며 "아스피린을 꾸준히 복용하는 환자들은 임의로 먹는 게 아닌 심혈관 또는 뇌혈관 등에 이상이 있거나 해당 질환에 대한 예방 목적으로 내과 또는 신경과에서 근거를 갖고 처방을 하는 경우가 많다"라고 설명한다.

이어서 "심혈관이라든지 뇌혈관계의 중대한 합병증을 예방하기 위한 목적으로 내과 의사가 처방하는 경우, 설사 황반변성이 진행될 위험성을 다소 높일 수 있다고 해도 아스피린을 쓰면서 중대한 합병증을 막을 수 있는 이득이 더 크기 때문에 아스피린을 쓰는 게 적절하다. 다만, 황반변성 의심 증상이 느껴진다면 즉시 안과를 찾아 진료를 받아야 한다"라고 말한다.

03

40대 접어들면 눈도 늙는다

자외선에 많이 노출될수록
눈의 노화가 빨라진다

| 의학 자문 인용 |

윤삼영 첫눈애안과 원장(안과 전문의)

“눈 수정체는 40대부터 탄력이 줄어
60대까지 눈이 나빠진다.
변색렌즈 안경은 일상 속 자외선 차단과
눈 손상을 줄이는 데 도움이 된다.”

자외선이 강한 여름철은 피부 건강뿐 아니라 눈 건강에도 신경을 써야 하는 계절이다. 자외선에 많이 노출될수록 눈의 노화도 빨라지기 때문에 40대에 접어들면 눈 노화 예방 노력도 요구된다.

우리 눈의 수정체는 40대부터 탄력이 줄어 노안이 발생한다. 이는 수정체의 조절력이 거의 남지 않게 되는 60대까지 나빠진다.

노안은 3대 안 질환인 백내장, 녹내장, 망막 질환을 일으킬 수 있으므로 평소 더 눈여겨봐야 한다. 특히 안 질환은 진행 정도에 따라 수술이 필요할 수 있어 평소에 자외선을 차단하는 등 눈을 보호하고 관리하는 게 가장 중요하다.

자외선은 우리 눈에 보이지 않지만, 육안으로 확인하는 빛보다 더 쉽게 눈 조직을 통과하며 치명적인 영향을 끼친다. 자외선에 계속 노출될 경우 백내장, 황반변성 등 안 질환 발생 가능성이 증가한다. 이를 예방하려면 일상생활에서 올바른 방법으로 자외선을 차단해 눈을 보호하는 게 좋다.

윤삼영 첫눈애안과 원장(안과 전문의)은 "노안이 시작되는 40대부터는 노안으로 인해 일상생활 속에서 심한 눈부심, 눈물, 안구 피로, 시력 저하 등을 경험할 수 있다"라며 "특히 안질환으로 인해 눈 수술을 경험한 환자라면 일상생활 속 눈 보호를 위해 자외선을 꼭 차단하는 게 중요하다"라고 강조한다.

대표적인 자외선 차단 방법으로는 모자나 선글라스 착용이 있다. 그러나 확실한 자외선 차단 효과를 원하고 또 눈 수술을 경험한 40대 이상 연령층에게는 24시간 시력 교정과 자외선 차단을 할 수 있는 변색렌즈 안경 착용도 추천한다.

윤 원장 설명에 따르면, 선글라스의 색상이나 농도는 자외선 차단과 관계가 없어 자외선 차단력을 가진 제품을 고르는 게 좋다. 그러나 변색렌즈는 자외선 농도에 따라 유동적으로 렌즈의 색상을 조절하기 때문에 어떤 제품을 골라도 확실한 자외선 차단 효과를 기대할 수 있는 게 큰 장점이라고 소개한다.

윤 원장은 "평소 야외에서 선글라스로 바꿔 착용하는 것에 불편을 느꼈다면 변색렌즈 착용을 고려해 볼 수 있다"라고 말한다.

변색렌즈는 자외선과 적외선, 여러 파장의 가시광선 양에 따라 색이 바뀌는 렌즈다. 실외에서 햇빛을 많이 받을수록 색 농도가 진해지고, 실내에서 자외선 농도가 줄면 색 농도가 옅어진다.

변색렌즈 안경을 착용하면 운전이나 야외활동을 할 때 눈부심을 개선하고 자외선과 청색광을 차단하는 등 눈의 손상을 줄이는 데 도움이 될 수 있다. 또한, 변색렌즈는 선글라스와 달리 실내나 어두운 곳에서 변색이 일어나지 않아 색으로 인한 시력이나 대비 감도의 저하가 없다는 장점을 가지고 있다.

자외선 차단의 중요성이 강조되는 미국, 싱가포르 등에서는 전체 안경 사용자 5명 중 1명가량이 변색렌즈를 사용할 정도로 대중화돼 있다. 현재 우리나라는 해외 대비 변색렌즈 사용률이 낮은 편이나 아웃도어 시장 성장세나 자외선 차단 중요성에 대한 인식 개선 등으로 수요가 늘 전망이다.

04
자꾸 '깜박깜박' 한다면 '치매' 의심

경도인지장애를 방치하면 치매로 진행된다

| 의학 자문 인용 |

김기웅 분당서울대학교병원 정신건강의학과 교수
오대종 강북삼성병원 기업정신건강연구소 교수
이학영 강동경희대병원 신경과 교수
조한나 강남세브란스병원 신경과 교수
최호진 한양대구리병원 신경과 교수

“잦은 건망증을 방치하면
치매로 진행될 확률이 높아진다.
치매를 예방하기 위해서는
경도인지장애 단계부터 관리해야 한다.”

나이가 들면 뇌 기능이 약해져 일상적으로 깜빡깜빡하는 증상 등 기억력 저하를 경험하게 된다. 이를 건망증이라고 여겨 대수롭지 않게 여기고 넘어가는 경우가 많은데, 치매 전 단계인 ‘경도인지장애’의 신호일 수 있으므로 주의해야 한다.

중앙치매센터 자료를 보면, 국내 경도인지장애 환자는 2019년 196만 명에서 2021년 254만 명으로 늘었다. 특히 이를 방치하면 치매로 진행될 확률이 일반 노인 대비 3배가량 높아진다. 전문가는 건망증이겠거니 단정 짓지 말고 늦기 전에 병원을 들러 전문 검사를 받아보라고 당부한다.

국내 연구에 따르면, 한 지역사회에 거주하는 65세 이상 노인 중 53%가 기억장애를 호소하며 병원에 내원한 경험이 있었다. 기억장애를 경험하더라도 객관적 검사상 이상이 발견되지 않을 수 있지만 병원에 방문할 정도로 스스로 기억장애를 느끼는 사람에게 실제 진단되는 경우도 많다.

대한치매학회의 정책이사이기도 한 최호진 한양대구리병원 신경과 교수는 "그러나 경도인지장애 환자는 치매에 걸릴 확률이 일반인보다 약 5~15배까지 높게 나타난다"며 "이전보다 기억력 등의 인지 기능이 계속 떨어진다고 느낄 경우 주의가 필요하다"라고 말한다.

| 2017~2021 치매 환자 수 |

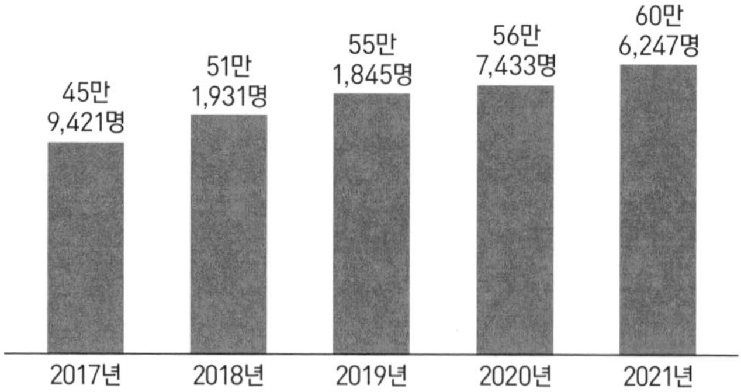

자료: 건강보험심사평가원

경도인지장애란 같은 연령대보다 인지 기능은 떨어지지만, 아직 일상생활 수행에 어려움이 없어 치매는 아닌 상태다. 최근 일을 기억 못 하거나 같은 말을 반복하면 의심해야 한다. 약속 시간이나 익숙하던 장소가 헷갈리거나, 자주 쓰던 물건 이름이 생각나지 않는 것도 의심 증상이다.

치매 초기 증상은 건망증인데, 단순한 노화인지 치매로 가는 중간 단계인지 헷갈리는 경우가 많다. 강남세브란스병원 신경과 조한나 교수에 따르면, 아주 중요한 것을 잊는 경우와 힌트를 주어도 생각해내지 못하는 경우는 건망증이 아니라 치매로 가는 단계일 가능성이 있다. 또한, 같은 질문을 반복하는 증세, 방금 말한 것을 계속 말하는 것, 질문의 답을 계속 확인하는 경우가 동시에 생기면 일반적 노화 건망증이 아닌 치매로 가는 단계, 즉 경도인지장애일 가능성이 높다고 설명한다.

최 교수는 "이해력이나 표현력이 떨어지는 언어 능력 저하도 대표적인 경도인지장애 증상 중 하나"라며 "초기에는 주위 사람들도 전혀 눈치를 채지 못하는 경우가 많기 때문에 아무리 사소하더라도 변화가 지속적으로 느껴진다면 진지하게 질환을 의심하는 게 중요하다"라고 당부한다.

경도인지장애를 발견하는 게 아주 중요한 이유는 이때가 치매로 가는 길목을 막을 수 있는 시기라서다. 경도인지장애 단계에서는 인지 기능이 떨어지고 치매로 진행되고 있더라도 적절한 치료를 시작한다면 인지 기능 악화를 막을 수 있다.

최근에는 비약물 치료인 인지 중재치료의 효과가 발표되고 새로 등장한 치매 약물인 아밀로이드 베타 표적 치료제가 경도인지장애와 초기 치매 환자에서 인지 기능 개선 효과를 보인다는 게 확인되면서 치매 예방을 위해 경도인지장애 단계에서 관리하는 게 중요해졌다.

| 경도인지장애 의심 증상 |

사소하다 생각해 놓치지 말고 병원을 방문하는 게 좋다!

- ☑ 최근에 있었던 일을 잘 기억하지 못한다.
- ☑ 같은 말을 반복해서 한다.
- ☑ 약속 시간이나 익숙한 장소를 헷갈려 한다.
- ☑ 자주 사용하던 물건의 이름이 생각나지 않는다.

다만, 아직 국민 인식이 상당히 부족한 실정이다. 치매학회가 지난 2022년 8월 전국 17개 시도 만 18세 이상 남녀 1,006명을 대상으로 한 '경도인지장애에 대한 대국민 인식 조사' 결과를 보면 전체 응답자의 58%는 경도인지장애라는 용어를 들어본 적도 없고 처음 들어본다고 답했다.

특히 경도인지장애가 치매를 예방할 수 있는 중요한 시기인지를 전혀 알지 못하는 응답자가 73%에 달했다. 또한, 65%는 알츠하이머병에 의한 경도인지장애라는 용어를 들어본 적이 없고, 진단을 위해 검사가 필요하다는 부분도 88%가 필요한지 몰랐다고 답했다.

최 교수는 "경도인지장애 단계에서 치매를 촉진하는 원인을 알고, 이를 체계적으로 관리하는 것은 매우 중요하다"며 "특히 치매로 진행될 위험이 높은 경도인지장애 단계에서 치매 진행을 촉진하는 위험 인자들을 체계적으로 관리한다면 치매로 진행되는 것을 막을 수 있다"라고 말한다.

이어서 "경도인지장애는 정상적인 노화 과정으로 나타나는 건망증과 증상이 비슷해, 질환을 구분하는 게 특히 어렵다. 기억력 저하가 있을 때 힌트를 줘도 내용을 떠올리지 못하거나 증상이 지속될 경우 너무 늦기 전에 병원을 방문해 전문적인 검사를 받길 권한다"라고 덧붙인다.

최 교수는 "검사 후 경도인지장애로 진단된다면 적극적인 관리와 치료를 통해 치료를 예방할 수 있다. 의료진과 주변의 도움을 받아 치매 위험 요인들을 개선하기 위한 노력을 실천해야 한다"라고 부연한다.

주변 사람들에게 공감과 이해, 보살핌 같은 '정서적지지'를 충분히 받지 못하는 노인들은 치매에 걸릴 위험이 높아진다는 연구 결과도 나와 있다. 물질적 지원뿐 아니라 정서적으로 공감, 이해하는 노력 또한 필요함을 시사하고 있다.

분당서울대학교병원은 김기웅 본원 정신건강의학과 교수와 오대종 강북삼성병원 기업정신건강연구소 교수 공동연구팀은 국내

60세 이상 노인 8,582명을 8년간 관찰 결과 이같이 확인했다고 밝혔다. 연구팀은 주변 사람들로부터 공감과 이해 등 감정적 지원을 받는 '정서적지지'와 가사, 식사, 진료, 거동 등 실질적 도움을 받는 '물질적지지' 중 어떤 게 부족할 때 치매 발병 위험이 커질지 분석했다.

| 정서적 지지 정도에 따른 치매 및 알츠하이머병 발병률 |

구분	치매 발병률(%)	알츠하이머 발병률(%)
정서적 지지 높은 그룹	9.0	6.1
정서적 지지 낮은 그룹	15.1	10.8
정서적 지지 높은 그룹(남성)	6.8	3.9
정서적 지지 낮은 그룹(남성)	10.7	6.0
정서적 지지 높은 그룹(여성)	10.7	7.8
정서적 지지 낮은 그룹(여성)	18.4	14.1

자료: 분당서울대학교병원

그 결과 충분한 정서적 지지를 받는 노인의 치매 발병률은 매년 1,000명당 9명으로 그친 데 반해 정서적 지지를 제대로 받지 못하는 경우 1,000명당 15.1명에 달했다. 반면 물질적 지지의 차이는 유의미한 치매 발생률 차이를 가져오지 못했다.

성별로는 남성의 경우 정서적 지지가 높은 그룹이 6.8명, 낮은 그룹이 10.7명이었고, 여성의 경우 각각 10.7명과 18.4명으로 여성 노인에서 정서적 지지의 유무가 상대적으로 치매 발병에 더 많은 영향을 미쳤다.

연구팀이 치매 발병에 영향을 미치는 다른 요소들을 배제해 보정한 뒤 비교한 결과에서도 정서적 지지를 받지 못하는 여성은 그렇지 않은 여성 노인에 비해 치매 발병 위험이 61% 높았고, 치매 중 가장 흔한 알츠하이머병 발병 위험도 66% 높았다.

남성은 정서적 지지를 받지 못할 경우 치매 발병 위험이 25% 높아졌다. 연구팀은 "남성의 경우 통계적 유의수준이 충분치 않아, 성별간 비교 연구는 통계적으로 충분히 유의하다고 할 수 없었다"라고 말한다.

| 60세 이상 노인 인구 중 치매 환자 증가 전망 |

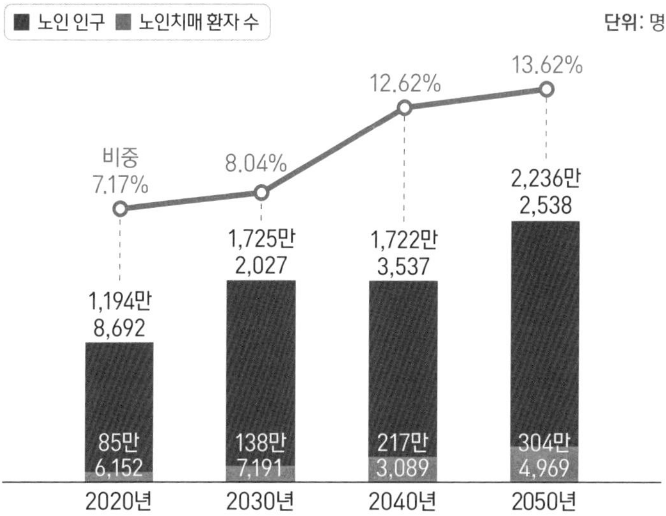

자료: 중앙치매센터

| 치매 예방 3·3·3 |

3권(즐길 것)
- 일주일에 3회 이상 걷기 운동
- 생선과 채소를 골고루 챙겨 먹기
- 부지런히 읽고 쓰는 독서하기

3금(참을 것)
- 술은 한 번에 3잔 이상 마시지 말기
- 금연하기
- 머리를 다치지 않도록 조심하기

3행(챙길 것)
- 혈압·혈당·콜레스테롤 정기적으로 체크하기
- 가족·친구에게 자주 연락하고 만나 소통하기
- 매년 보건소에서 치매 조기 검진 받기

이학영 강동경희대병원 신경과 교수 제공

연구팀은 이번 연구에 대해 "물질적 형태의 도움보다 정서적인 공감과 이해가 치매 발병 위험과 연관성이 있음을 밝힌 최초의 연구"라며 "치매 예방에 있어 겉으로 드러나는 사회적 활동의 양보다, 사회적 활동의 질이 중요할 수 있음을 시사한다"고 설명한다.

김 교수는 "정서적 공감을 바탕으로 개입할 수 있도록 하는 교육 프로그램의 개발과 표준화, 효과 검증이 필요하다"며 "지역사회 및 국가의 치매 예방 전략 수립 시 이른바 '사회적 가족'들이 정서적 지지를 체계적으로 제공할 수 있게 하려는 노력이 매우 중요하다"라고 말한다.

김 교수가 언급한 '사회적 가족'은 고위험 노인을 대상으로 가족이나 혹은 유관기관에 종사하는 이를 의미한다. 이러한 연구 결과는 2022년 미국의학협회(JAMA) 학술지 '미국의사협회 저널 네트워크 오픈(JAMA Network Open)' 최신호에 게재됐다.

05

부모님 거동이 어색하다면?

파킨슨병은 서서히 다가오는 퇴행성 뇌 질환이다

| 의학 자문 인용 |

경희대병원 신경과 유달라 교수

"치매 다음으로 흔한 파킨슨병은
처음에 본인이 자각하기 어렵다.
적절한 치료가 없으면
일상생활이 불가능해진다."

● 오랜만에 찾아뵌 부모님의 움직임이 이전과 달리 느려지셨다면? 중심을 잡지 못하고 자꾸 비틀거리신다면?

연로한 부모님이 이런 행동의 변화를 보인다면 가장 먼저 의심해 봐야 할 병은 무엇일까. 바로 파킨슨병이다. 치매 다음으로 흔한 대표적 퇴행성 뇌 질환인데 서서히 진행되어 처음에는 본인이 자각하기 어렵다.

파킨슨병은 우리 뇌 속의 신경 전달 물질 중 도파민을 만드는 신경 세포들이 소실되면서 발생한다. 퇴행성 질환의 특성상 증상이 서서히 악화하기에 시간이 지날수록 눈에 보이는 증상이 많아진다. 주로 노년층에서 발생하며 연령이 증가할수록 이 병에 걸릴 위험이 커진다. 적절한 치료를 받지 않으면, 운동장애가 점점 진행되어 걸음을 걷기가 어렵게 되고 일상생활을 전혀 수행할 수 없게 되기도 한다.

| 2017~2021 파킨슨병 환자 수 |

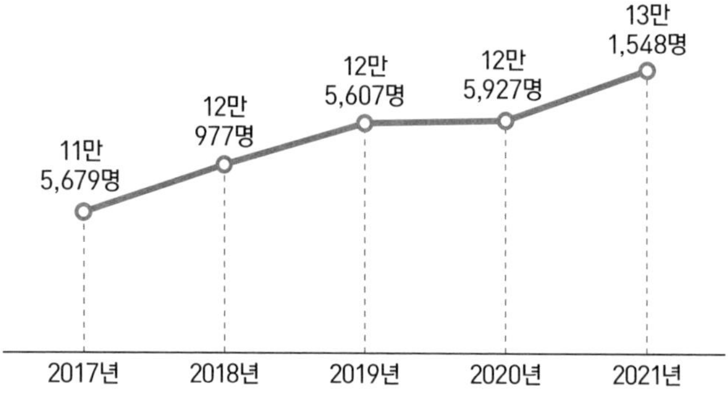

자료: 건강보험심사평가원

파킨슨병은 아주 서서히 시작되어 조금씩 진행되기 때문에 언제부터 병이 시작됐는지 정확하게 알기 어렵다. 대표적인 운동 증상으로는 손발의 움직임이 느려지는 '서동증', 가만히 있을 때 손이나 다리, 그리고 턱이 떨리는 '진전증', 몸이 뻔뻔해지고 굳어가는 '경직증', 걸을 때 중심 잡기가 어려운 '자세불안증' 등이 있다.

이외에도 우울감, 잠꼬대, 후각저하, 변비, 피로감, 통증 등 다양한 비(非)운동 증상이 나타날 수 있다. 그 밖에 무표정해지고 글씨를 쓸 때 글자의 크기가 점차 작아지거나 말할 때 목소리가 작아지는 것도 파킨슨병의 증상이다.

파킨슨병에 대해 경희대병원 신경과 유달라 교수는 "파킨슨병 진단에는 전문의를 통한 환자들의 특징적 증상에 대한 병력 청취와 신경학적 검진이 가장 중요하다"며 "진단을 위해 시행하는 MRI나 PET 등 검사들은 대부분 보조적인 수단으로 파킨슨병과 혼동될 수 있는 다른 질환을 감별하기 위해 진행된다"라고 말한다.

파킨슨병의 치료는 운동 및 재활치료, 약물치료, 수술치료로 나눌 수 있다. 파킨슨병은 서서히 운동 기능이 악화되기 때문에 규칙적으로 운동을 꾸준히 하는 것이 증상 호전에 필수적이다. 30분 이상 걷기, 실내 자전거, 수영 등 환자가 할 수 있는 운동을 찾아 꾸준히 하는 습관을 만드는 것이 중요하다.

또한, 뇌에 좋은 비타민C와 비타민E가 많이 포함된 사과, 딸기, 귤, 오렌지, 키위 등의 과일과 양배추, 브로콜리, 녹색 채소를 많이 먹고 적당한 양의 견과류나 기름을 제거한 양질의 닭가슴살이나 쇠고기 등도 적절하게 섭취하는 게 좋다. 다만, 단백질은 레보도파 약효를 감소시키기 때문에 고기를 먹을 때는 레보도파 복용 시간과 최소 1시간 이상 시간 간격을 두고 섭취하는 것이 권장된다.

증상이 가볍고 일상생활에 지장이 없다면 약물치료를 뒤로 미루는 경우도 있다. 다만, 병의 진행 및 약물치료의 필요성에 대한 확인을 위해 전문의의 진료를 주기적으로 받는 것이 필요하다.

| 파킨슨병 증상 |

구분	내용
운동 증상	• 안정 시 떨림 • 서동 • 경직 • 보행장애 • 자세 불안정 • 글씨가 작아지는 현상 • 얼굴 표정이 없어짐 • 걸을 때 한 쪽 팔을 덜 흔듦 • 한 쪽 발을 끄는 현상
비운동 증상	• 경도인지장애 • 치매 • 환시, 망상 • 우울, 불안 • 충동조절장애 • 성격변화 • 소변장애 • 변비 • 통증 • 렘수면장애

치료약물로는 두뇌에서 도파민으로 작용하는 전구물질(레보도파)과 도파민의 분해를 억제하거나 비슷한 효과를 낼 수 있는 보조 약물을 사용한다. 현재 사용하는 어떤 치료 방법도 소실된 뇌세포를 정상으로 회복시킬 수 없다. 하지만 적절한 약물치료는 일상생활을 유지하고 꾸준한 운동을 수월하게 하여 질환의 진행을 최대한 늦출 수 있다.

파킨슨병은 퇴행성 질환 중 유일하게 수술로 증상을 호전시킬 수 있다. 대표적인 뇌심부자극술은 양쪽 뇌에 전극을 넣고 지속적으로 약한 전기 자극을 줘 치료 효과를 일정하게 유지하고 약의 용량을 줄일 수 있다. 환자의 뇌에 전극을 넣고 장기간 유지 관리해야 하기에 주의가 필요하지만, 약물 조절이 한계에 이른 경우 주치의와 상의하여 선택할 수 있다.

유 교수는 "파킨슨병 초기부터 지속적으로 꾸준히 운동을 하는 환자들은 장기적으로도 좋은 경과를 보이는 것으로 알려져 있다"라고 말한다.

이어 “중기 이후 단계의 파킨슨병 환자는 넘어지기가 쉬우므로, 화장실 등 특히 좁은 공간에서 넘어져 다치지 않도록 조심해야 하며, 걸려 넘어지기 쉬운 물건들이나 넘어지면서 부딪혀 다칠 수 있는 가구 등은 환자가 주로 다니는 길목에서는 치우는 것이 좋다”라고 조언한다.

06

잘 안 들리는 귀 방치하면 안 돼

난청이 심하면
우울증으로 진행될 수 있다

| 의학 자문 인용 |

안중호 서울아산병원 교수

●

"상대방의 말이 잘 들리지 않아
대화가 어려워진다면 난청이 의심된다.
난청을 노화로 여기고 방치하면
좌절감과 우울함이 발생할 수 있다."

● 부모님이 대화를 잘 알아듣지 못할 경우 그냥 노화로 넘기지 말고 난청을 의심해봐야 한다. 특히 난청은 다른 사람과의 대화는 물론 일상생활 중 각종 경보음 등을 듣지 못해 생명에 위협이 될 수 있으므로 절대 방치해선 안 된다.

난청은 고령자들의 가장 흔한 증상 중의 하나로, 고음역의 난청으로부터 시작되어 나이가 들어감에 따라 점차 청력 손실이 진행된다. 특히 65~75세에서는 약 1/3이 난청이 있으며, 75세 이상에서는 약 40~50%가 난청을 겪는다.

난청이 발생하면 소리를 놓쳐서 오는 불편함뿐 아니라 주변 사람들과의 대화에 편하게 참여할 수 없어 소외되고, 심한 경우 좌절감이나 우울함을 느낄 수도 있다.

| 연령에 따른 청력 변화 |

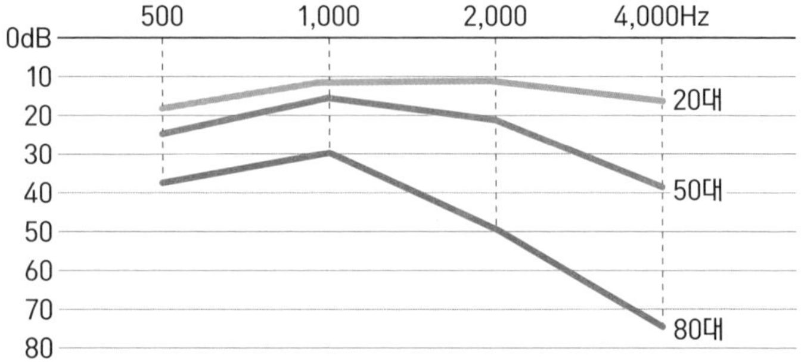

자료: 보건복지부·대한의학회

안중호 서울아산병원 교수는 "최근 연구에서는 난청으로 보청기 처방이 필요한 노령인구를 장기간 추적 관찰했더니, 보청기 미착용자들에서 치매 발생률이 월등히 높았다는 보고가 있어서, 듣는 것은 단순한 문제가 아니라 건강한 노령인구의 삶을 위해 꼭 필요한 부분이다"라고 설명한다.

난청은 유전적인 원인, 소음, 약물섭취 등에 의해 서서히 발생할 수 있다. 하지만 난청이 한쪽에서만 발생하거나, 갑자기 난청이 발생할 경우 청신경종양 등 다양한 난청의 원인을 확인해야 한다. 대부분은 서서히 발생해 난청이 심한 경우에도 본인은 잘 모르고 지내는 경우가 많다.

난청을 의심해봐야 할 경우는 소음이 있는 상황에서 다른 사람에 비해 말을 잘 알아듣지 못할 경우, TV 소리 크기가 너무 크다는 소리를 들은 적이 있을 경우, 다른 사람의 말을 잘 못 알아들어 대화에 낄 수 없는 경우, 전화할 때 말을 잘 못 알아들어 다시 물은 적이 있을 경우, 주변 사람들이 말을 잘 못 알아듣는다고 지적하는 경우다.

| 2017~2021 난청환자 수 |

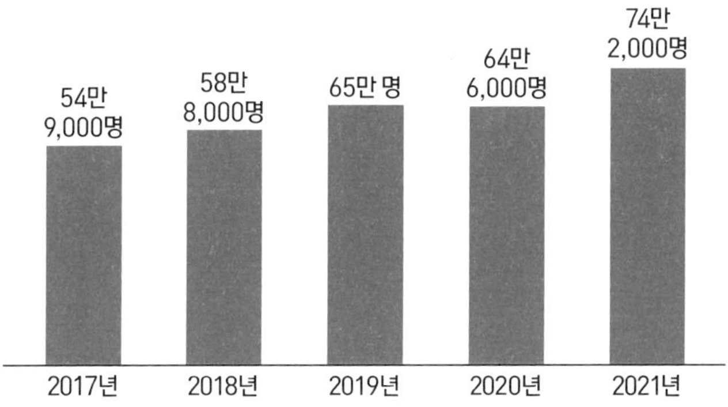

자료: 국민건강보험공단

난청이 있을 경우 청력 재활을 위해 가장 흔히 사용되는 방법은 보청기를 착용하는 것이다. 최근 보청기는 스마트 폰, 스마트 TV 등과 연결돼 주변 잡음 없이 소리가 바로 보청기에 전달된다. 보청기 선택에서 가장 중요한 요소는 보청기 크기와 난청 정도다. 귀 안으로 들어가 보이지 않는 보청기로도 청력 개선이 가능하다.

안 교수는 "난청인 부모님을 위해 가족들이 적당한 대화 요령을

익히는 것이 좋다"며 보청기의 사용 여부에 상관없이 중요한 것은 부모님들과 대화 시 가족들이 부모님들께서 소외감을 느끼지 않게 하는 것이 중요하다고 강조한다.

| 노인성난청 연령별 진료 인원 점유율 |

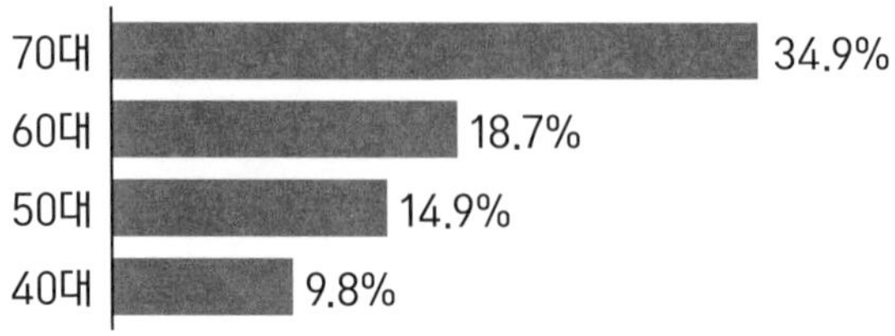

자료: 건강보험심사평가원

우선 부모님이 난청이 있다는 사실을 가족 모두가 인지하고 부모님과 대화 시에는 반드시 마주 보고 앉아 크고 명확하게 얘기하는 게 좋다. 대화 중 부모님이 상대방의 표정을 보면 더 대화 내용의 이해가 더 쉽기 때문이다.

대화할 때는 평상시 빠르기로 얘기하고 음성을 과장하지 않는 것이 좋다. 만약 부모님이 대화 내용을 잘 알아듣지 못한다면 말을 더 짧고 단순한 문장으로 다시 풀이하고 되도록 TV나 라디오 등 청력에 방해되는 잡음을 제거한다. 가령 식당에 갔을 때는 주변이 시끄러운 주방이나 음악이 나오는 스피커 근처 자리를 피하는 게 좋다.

“

쇠한 뒤에 생기는 재앙은
모두 성했을 때 지어놓은 것이고,
늘그막에 생기는 질병은
모두 젊었을 때 불러들인 것이다.

- 채근담 -

”

07

오십견, 나이를 가리지 않는다

MZ 세대도
오십견으로 고생할 수 있다

| 의학 자문 인용 |

권지은 이대목동병원 정형외과 교수
이강우 명지병원 재활의학과 교수

“오십견의 정식 명칭은 ‘유착성관절낭염’
또는 얼어붙었다는 의미의 ‘동결견’이다.
팔을 사용하지 않으면 어깨가 굳고 통증 악화해
약간의 스트레칭이 필요하다.”

● 흔히 50세 전후에 발병해 노화의 대표적 증상으로 알려진 ‘오십견’이 최근 30~40대 사이에서도 증가하고 있다. 부족한 운동과 잘못된 자세로 어깨 근육에 이상이 생기고 고착화한 것으로 풀이된다. 조기에 발견하면 수술 없이 충분히 증상을 개선할 수 있다. 적기에 병원을 찾아 진단, 치료받아야 한다는 의미다.

전문가들은 “원인 없이 갑작스러운 어깨 통증과 팔을 움직이는 회전 범위가 줄어드는 증상이 2주일 이상 지속된다면 반드시 병원을 찾아야 한다”며 “장기간 방치할 경우, 운동 범위가 제한돼 일상생활에 불편을 야기할 수 있다”라고 당부한다.

오십견의 정식 명칭은 '유착성 관절낭염' 또는 어깨가 얼어붙는 것처럼 굳는다는 의미의 '동결건'이다. 특별한 외상없이 어깨 관절을 둘러싼 관절낭에 염증이 발생해 심한 통증과 활동을 제한하는 특징이 있다. 특히 일상생활에서 환자가 어깨 통증과 불편감을 느껴 발견한다.

머리를 빗거나 샤워할 때, 뒷짐 지거나 뒷주머니에서 지갑을 꺼내는 등 손을 올리거나 등 뒤로 향할 때 통증을 느끼거나 팔이 잘 올라가지 않으면 의심할 수 있다. 환자 스스로 판단할 수는 없고 이런 증상이 나타나면 병원을 찾아 전문의 문진과 엑스레이 검사 등을 통해 진단받아야 한다.

오십견은 특별한 이유 없이 생기는 경우도 많지만, 어깨를 다치거나 손이나 손목, 팔꿈치를 다친 뒤 생길 수도 있다. 손이나 손목, 팔꿈치를 다쳤다면 고정 치료 등으로 팔 전체를 쓰지 못하면서 어깨의 운동 범위가 줄고 오십견이 생길 수 있다.

전신 질환과도 관련이 있다. 당뇨나 갑상선 질환을 앓고 있다면 발병률이 높다. 유방암 환자에게서는 약 60%에서 오십견이 발생한다고 알려졌다. 다만, 오십견은 일종의 노화현상으로 보고 있을 뿐, 아직 원인이 규명되지 않았다. 어깨 관절 근육이 파열되거나 굳어져 생긴 염증이 발전한 경우가 많다.

최근에는 발병 연령층이 점차 낮아지고 있다. 2021년 국민관심

질병통계에 따르면, 오십견 환자 약 87만 5,000명 중에는 50대가 33.7%로 가장 많았고 60대(29.7%), 40대(15.5%), 70대(13.8%), 80대(4.7%) 순으로 나타났다. 젊은이들 사이에서도 많지는 않지만 30대 2.1%, 20대 0.5%를 차지했다.

권지은 이대목동병원 정형외과 교수는 "대부분의 오십견은 보존적 치료로 완치될 수 있다"며 "통증이 심한 급성기에는 약물이나 주사 치료로 통증을 조절한다. 이때 무거운 물건을 들거나 무리하게 어깨 근력을 사용하는 운동은 자제하는 게 좋다"라고 설명한다.

권 교수에 따르면, 이후에는 스트레칭을 통해 어깨 운동 범위를 조금씩 늘린다. 운동 범위 제한이 어느 정도 해결되면 어깨 주변 근육을 강화하는 근력 운동을 한다. 6개월에서 1년 이상 보존적 치료를 했음에도 일상생활에 지장을 줄 정도의 통증과 불편감이 있다면, 수술적 치료를 고려해볼 수 있다.

이강우 명지병원 재활의학과 교수는 "통증이 심하거나 증상이 오래된 경우, 수술한다"며 "이때 중요한 것은 환자가 전문치료사의 주문에 따라 적극적인 운동을 해야 효과도 빠르고 부작용도 적다"라고 조언한다.

간혹 팔을 전혀 쓰지 않는 게 도움이 되겠다고 생각하는데, 오히려 어깨를 더 굳게 만들고 통증이 악화할 수 있다. 권 교수와 이 교수를 비롯한 전문가들은 "어깨 운동 범위를 늘려주기 위한 스트레칭

운동은 반드시 필요하다"라고 강조한다. 다만, 무리하게 어깨 근력을 사용하는 것은 독이 될 수 있다.

오십견 예방 및 통증 관리법에 대해 이 교수는 "매일 규칙적으로 팔을 이용한 맨손체조를 하면 도움이 되는데, 이 경우에도 반드시 전문치료사에게 체조법을 익혀야 한다"며 "통증이 있으면 가정에서 냉·온찜질 중 편한 쪽을 고르고, 되도록 통증이 가장 적은 자세를 취한다"라고 말한다.

만약 필라테스나 요가 등의 운동을 하겠다면, 근력을 사용하는 동작은 최대한 배제하고 운동 중 어깨에 통증이 있으면 운동은 잠시 중단하는 게 좋다. 골프의 경우, 어깨의 운동 범위에 제한이 있는 상태에서 풀스윙하면 부상의 위험이 크기 때문에 퍼팅 등 간단한 동작 위주로 연습한다.

자연적으로 치료되는 경우도 있지만, 오랜 시간 통증을 방치하면 일상생활에 지장이 있고, 수면을 방해할 수도 있다. 또한, 일련의 치료 과정으로 대부분 완치될 수 있으나 이중 10~20%는 재발을 경험하거나 반대편 팔에 오십견이 오기도 한다. 따라서 완치 이후 스트레칭 등 지속적인 노력이 중요하다.

몸을 건강히 유지하는 것은
나무와 구름을 비롯한
우주의 모든 것에 대한
감사의 표시다.

– 티낫한 –

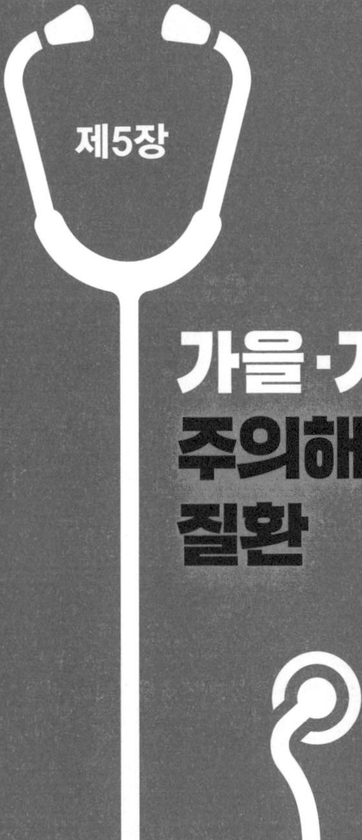

제5장

가을·겨울철에 주의해야 할 질환

01
쌀쌀해진 날씨에 콧물과 재채기

코막힘이 하루 종일 지속되면 '알레르기 비염'이 의심된다

| 의학 자문 인용 |

서원나 인천힘찬종합병원 호흡기내과 과장

“알레르기 비염은 소아·성인 모두에게
흔하게 발생하는 만성질환이다.
환기와 적절한 습도 조절로
손쉽게 예방할 수 있다.”

날씨가 쌀쌀해지면 콧물이 흐르고 재채기 증상을 호소하는 환자가 늘어난다. 환절기 감기로 생각하기 쉽지만, 콧물이나 재채기 증상이 1~2주 넘게 지속되면 감기보다는 알레르기 비염을 의심해 볼 수 있다. 알레르기 비염은 코점막이 특정 원인 물질에 노출돼 생기는 과민성 염증 반응이다.

서원나 인천힘찬종합병원 호흡기내과 과장은 “축농증이 있어 코가 목으로 넘어갈 때 자극을 받아 기침이 유발될 수 있다”며 “콧물과 코막힘뿐 아니라 기침이 오래갈 때도 코에 문제가 생기지 않을지 살펴볼 필요가 있다”라고 말한다.

알레르기 비염을 일으키는 주요 원인 물질은 꽃가루나 집먼지진드기, 동물 털 등 매우 다양하다. 해당 물질이 코 내부로 들어와 면역 반응을 일으킨다. 콧물과 코막힘, 재채기, 가려움증 등이 주로 발생한다.

| 2010~2014 알레르기 비염 월별 진료 인원 |

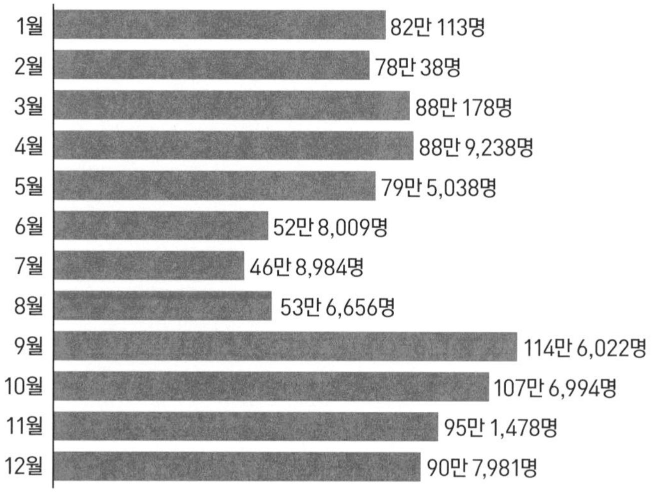

자료: 건강보험심사평가원

재채기와 콧물은 오전에 더 심하다. 온종일 코막힘이 지속되며 간지러운 증상이 코뿐만 아니라 목이나 눈 등 주변으로 번질 수 있다. 이런 증상이 반복적이고 빈번하게 나타나면 집중력을 떨어뜨려 업무나 학업에 지장을 준다. 일상생활이 어려울 수도 있다. 특히 비염은 내버려 두면 축농증으로도 발전할 수 있어 초기에 적극적인 치료가 중요하다.

알레르기 비염은 유전적인 요인이 작용하기 때문에 어릴 때부터 생기는 경우도 많다. 초기에 잘 치료하면 큰 불편함 없이 지낼 수 있지만, 방치하면 후각에 문제가 생기거나 치료도 복잡하고 어려워질 수 있다.

코감기 또는 급성 비염은 증상이 조금 다르다. 물처럼 맑은 콧물이 흐르는 다른 비염과 달리 대개 끈적이거나 누런 콧물이 나온다. 또 열이나 근육통 같은 일반적인 감기 증상을 동반하고 1~2주일 이내 호전되는 경우가 많다. 만약 증상이 계속되거나 감기 증상을 동반하지 않으면 원인을 찾아 치료할 필요가 있다.

알레르기 비염은 약물치료가 가장 기본이다. 약물치료는 주로 경구용 항히스타민제나 콧속에 항콜린 스프레이 제제를 뿌리는 방식이다. 두 약물 모두 코 가려움증이나 재채기, 콧물 등의 증상을 완화한다. 간혹 의사 처방 없이 코점막 수축제를 사용하는 때도 있는데, 이는 코 혈관 반응성을 떨어뜨려 부작용을 초래할 수 있기 때문에 각별히 주의를 기울여야 한다.

알레르기 비염은 증상을 일으키는 항원을 피하는 회피요법과 항히스타민제, 국소 스테로이드, 항류코트린제, 항콜린 스프레이 등을 사용하는 약물요법을 처방한다. 항원은 세균과 바이러스, 꽃가루 등 항체를 만들어 내는 원인 물질을 말한다.

알레르기 반응을 둔감하게 만드는 면역요법도 시행한다. 면역요법은 알레르기를 일으키는 항원에 지속해서 노출시켜 과민 면역반응을 줄이는 치료법을 말한다. 소량부터 시작해 점차 농도를 높여가며 자극한다. 1년 이상 지속해야 효과가 있고, 3~5년 정도 장기간 치료한다.

| 알레르기 비염 예방법 |

- 금연, 간접 흡연에도 노출되지 않기
- 감기, 독감 예방을 위해 손 씻기
- 실내 청소로 집먼지진드기 없애기
- 급격한 온도 변화를 피하고 적정한 온도를 유지하기
- 미세먼지나 꽃가루가 날리는 날 외출 삼가기
- 대기가 탁한 날 외출 시 마스크를 착용하기
- 꾸준한 치료로 천식, 축농증, 중이염 등 합병증 예방하기

서 과장은 "매년 같은 시기에 알레르기 비염으로 고생한다면, 예방적 차원에서 증상 발현 1~2주일 전에 항히스타민제 복용하는 것이 도움이 된다"며 "약물요법에도 증상이 완화되지 않는다면 면역요법으로 발생 원인을 적극적으로 치료하는 하는 것이 효과적"이라고 말한다.

비염을 예방하는 최선의 방법은 감기에 걸리지 않도록 외출 후 손을 깨끗이 씻는 것이다. 먼지와 급격한 온도 변화, 피로, 스트레스, 담배 연기, 매연 등 비염을 일으키는 요소를 피하거나 줄이는 것도 중요하다.

피부유발검사를 통해 알레르기 비염을 일으키는 특정 물질을 특정한 경우에는 해당 물질에 노출되지 않도록 주의해야 한다. 매일 아침과 저녁 식염수를 이용해 코를 세척하는 것도 비염 예방에 많은 도움이 된다. 비염 환자는 국소점막수축제를 장기간 사용하지 않는 게 좋다.

알레르기 비염은 완치가 어렵다. 하지만 꾸준히 관리하면 불편함 없이 생활한다. 외출할 때 마스크와 안경을 착용해 최대한 꽃가루를 피한다. 귀가 시 겉옷을 털고, 바로 샤워하면 코점막에 가해지는 자극을 빨리 없앤다.

너무 건조하면 알레르기 비염 증상이 심해질 수 있으니 실내 습도는 40~50%로 유지하는 것이 좋다. 직·간접 흡연을 피하고 집먼지진드기나 반려동물 털, 곰팡이를 피하기 위해 자주 환기하고 집안 환경을 청결히 한다. 또한, 감기, 독감 등 바이러스성 질환이 알레르기 비염 증상을 악화시킬 수 있으므로 감기, 독감 예방을 위해 자주 손을 씻는다.

02
길어지는 실내 생활에 깊어지는 '우울증'

일조량이 짧아지면
기분이 우울해지는 날이 늘어난다

| 의학 자문 인용 |

신용욱 서울아산병원 정신건강의학과 교수

"보름 이상 우울감, 수면장애 등
증상이 보이면 병원을 방문해야 한다.
광선·약물치료 등 조기 치료 시
완쾌율이 높아진다."

일조량이 짧아지기 시작하면 거동이 불편하고 외부 활동이 적은 고령층일수록 계절성 우울증에 더욱 취약하다. 외부 활동이 제한되면 우울 증상이 쉽게 나타날 수 있다. 우울 증상이 보름 넘게 지속된다면 병원을 방문해서 치료를 받는 것이 좋다.

신용욱 서울아산병원 정신건강의학과 교수는 "노인이 보름 이상 우울하다고 말하면 반드시 병원에 와서 진료를 받도록 해야 한다"라고 조언한다.

계절성 우울증은 특정 계절, 특히 날이 쌀쌀한 가을이나 겨울 동안 우울 증상이 반복적으로 나타났다가 봄이나 여름이 되면 호전되는 질환이다.

사람의 기분은 온도, 습도, 일조량에 크게 좌우된다. 특히 햇빛이 줄면서 생체리듬을 조절하는 신경전달물질인 멜라토닌 분비가 줄어 신체 리듬이 깨지면서 우울증 발병에 영향을 줄 수 있다.

| 2017~2021 우울증 환자 수 |

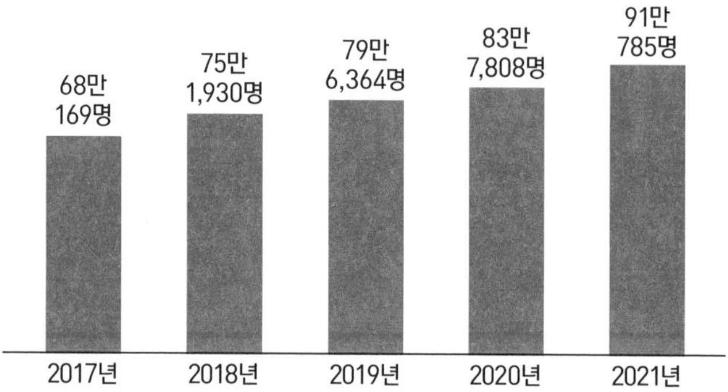

자료: 건강보험심사평가원

신 교수는 "노인은 우울증이 한 번 생겼을 때 제대로 치료를 안 받으면 재발한다"며 "특히 세 번 정도 재발하면 90%는 이후에 또 우울증을 앓을 수 있기 때문에 초기 제대로 된 치료를 받는 게 중요하다"라고 강조한다.

노인 우울증의 전형적인 증상은 우울감, 의욕저하, 피곤함, 수면질 저하, 식욕저하 등이다. 저녁보다는 아침에 일어날 때 의욕이 없고 잠도 없어진다.

또한, 식욕이 떨어져 체중이 감소하기도 한다. 나이 탓으로 넘기는 것 이상으로 기력이 저하되고 집중력과 판단력이 떨어지는 등 인지 기능에도 문제가 생길 수 있다. 무엇보다 자신감이 결여되고, 최악의 경우 극단적인 생각이 드는 경우도 있다.

하지만 우울증도 조기에 발견해 적극적으로 치료하면 치료 효과도 좋고 합병증도 막고 재발도 방지할 수 있다. 우울증 환자의 80%는 성공적인 치료가 가능하다. 우선 환자 얘기에 귀 기울이고 정서적인 안정을 취하도록 돕는 게 기본이다.

신경전달물질의 균형을 찾아주는 약물치료도 많이 이루어진다. 치료법은 우울증의 원인, 증상, 환자 상태에 따라 달라질 수 있어 반드시 의사와 상의해야 한다.

일조량에 영향을 많이 받는 계절성 우울증의 기본 치료법으로는 광선치료가 있다. 강한 빛(1만 럭스)을 이용해 늦어진 신체주기를 회복시킨다. 일조량의 영향을 받는 계절성 우울증의 경우 다시 일조량이 늘어나는 봄, 여름이 되면 증상이 호전될 수 있지만 치료를 받으면 증상 회복 속도가 더 빠르다. 약물치료는 항우울제, 특히 선택적 세로토닌 재흡수 억제제 계통 약물이 쓰인다.

신 교수는 "증상에 맞춰 필요한 약을 처방한다. 정신건강의학과 전문의와 상담을 통해 치료에 대해 충분히 상의할 것을 권장한다"라고 조언한다.

환자 스스로 건강한 신체 리듬을 유지하는 게 우울증 회복에 중요하다. 좋은 수면 습관과 건강식을 하고 야외에서 정기적으로 밝은 햇볕을 쬐는 것도 도움이 된다. 걷기, 이완요법 등 신체 움직임을 증가시키는 것도 좋다.

계절과 증상이 연관되기 때문에 계절에 따라 자신의 기분이 어떻게 변하는지 스스로 살피는 것도 중요하다. 술은 일시적으로 기분을 좋게 할 수 있으나 우울 증상을 악화시킬 수 있어 피해야 한다. 또 신뢰할 수 있는 가족과 친구들에게 자기감정을 털어놓고 지지를 받는 것이 도움이 된다. 인지행동치료를 통해 '나는 정말 남편 잘못 만났다', '부인 잘못 만났다', '아, 저거 나 무시하는 거야' 등 내가 생각하는 게 맞는지 다시 한번 살펴보고 부정적인 생각을 서서히 바꾸는 것도 중요하다.

노인이 우울증에 걸렸을 때 중요한 것은 가족들의 대처다. 잘 들어주고 섣부른 충고는 하지 않는 게 좋다. 듣기만 해주는 것도 우울증을 겪는 노인에게는 큰 도움이 된다. 노인 스스로 어떤 활동을 제안하면 함께하는 게 좋다. 자주 대화를 나누고 기분 상태를 파악할 필요가 있다.

신 교수는 "혹시라도 죽음에 대해 얘기하면 꼭 병원에 모시고 와 전문가 상담이나 약물치료 등을 받게 해야 한다"며 "노인성 우울증은 잘 호전되는 병이다. 가장 곁에 있는 가족들의 역할에 호전 속도가 빨라질 수 있다"라고 말한다.

이어서 우울증에 걸리지 않기 위해서는 충분한 잠과 규칙적인 운동, 밝은 햇볕 쬐기, 자신의 감정 상태를 그때그때 알아차리고 감정 표현하기, 하루 중 10분이라도 자신만의 휴식 시간 갖기, 과도한 목표보다는 현실적 목표를 가지기를 조언한다. 못하고 있는 것보다 잘하고 있는 것에 집중해 자신을 인정해주는 태도가 무엇보다고 필요하다고도 말한다.

계절성 우울증을 예방하고 이겨내려면 야외활동을 늘려 햇볕을 쬐는 시간을 늘리는 게 가장 중요하다. 어떤 일에 의욕적으로 몰두하던 사람이 에너지가 모두 소진돼 무기력해진 상태를 말하는 '번아웃'도 심할 경우는 우울증으로 발전할 수 있다. 무엇보다 우울증에 걸리면 극도의 불안감 때문에 고통스럽거나 자기 비하와 부적절한 죄책감이 자신을 향한 공격성으로 발전할 수 있어 악화되기 전에 전문가에게서 치료받는 것이 중요하다.

03

얼굴이 퉁퉁 붓고 목이 얼얼하다면?

늦겨울만 되면 찾아오는
볼거리

“유행성이하선염(볼거리)은
기침이나 오염된 물건을 통해 전염된다.
발열과 두통이 1~2일간 계속되며,
소아는 10일, 성인은 2주 내 치료해야 한다.”

● 침, 콧물 등으로 전파되는 유행성이하선염(볼거리)이 유행철인 늦겨울을 맞아 다시 유행할 조짐을 보이고 있어 주의가 필요하다.

지난 5년간 유행성이하선염 발병 건수는 지난 2018년 1만 9,237건, 2019년 1만 5,967건, 2020년 9,922건, 지난해 9,509건으로 매년 감소하고 있지만, 연간 1만여 건의 감염자가 발생하고 있다.

볼거리는 파라믹소 바이러스, 멈프스 바이러스 등이 우리 몸에 침입해 양쪽 귀 앞에 있는 이하선에 감염을 일으키는 바이러스성 질환이다. 기침, 재채기, 침, 오염된 물건 등을 통해 감염 및 전파된다.

증상은 감염 후 약 2주일간의 잠복기를 거쳐 나타나며, 이때 1~2

일 동안 발열, 두통, 근육통, 식욕부진 등이 나타난다. 이후 이하선이 부어오르고, 통증이 느껴진다. 통증은 침샘이 붓기 시작한 후 1일~3일이 가장 심하며, 이후로는 차차 가라앉게 된다. 이 시기에는 한쪽 볼이 사탕을 문 것처럼 부풀어 오르고, 입을 벌리기 어려워진다.

바이러스에 감염됐다고 하더라도 모두에게 증상이 나타나는 것은 아니며, 증상이 나타나는 것은 전체의 60~70%에 불과하다. 그러나 무증상이라고 할지라도 전염력은 여전히 남아 있기 때문에 다른 사람에게 전염을 시킬 수는 있다. 이 때문에 유행성이하선염 환자는 적어도 증상이 나타난 후 5일까지는 학교, 회사, 공공장소 등 사람이 모인 곳에는 가지 않는 자가격리 조치가 필요하다.

유행성이하선염은 대부분 큰 합병증 없이 소아는 10일 이내, 성인은 2주 이내 치유된다. 사망률도 2%로 매우 낮은 편이다. 그러나 아주 드물게 뇌수막염, 난소염, 췌장염, 신경염, 관절염 등으로 이어질 수 있다.

유행성이하산염에는 항바이러스제 등의 치료제가 없다. 대다수는 2주가 지나면 자연적으로 낫기 때문에 증상을 완화하기 위한 대증요법 치료를 하게 된다. 열이 높거나 통증이 심할 경우에는 해열제와 진통제를 처방하게 된다.

치료 과정에서 가장 중요한 것은 수분을 충분히 섭취하고, 휴식을 취하는 것이다. 신맛이 나는 음식, 과일주스 등은 침샘을 자극해 분비샘의 통증을 일으키기 때문에 치료 중에는 좋지 않다. 이하선의 통증과 부종을 가라앉히기 위해서는 따뜻하거나 차갑게 찜질을 하는 것이 좋다.

| 유행성이하선염 예방법 |

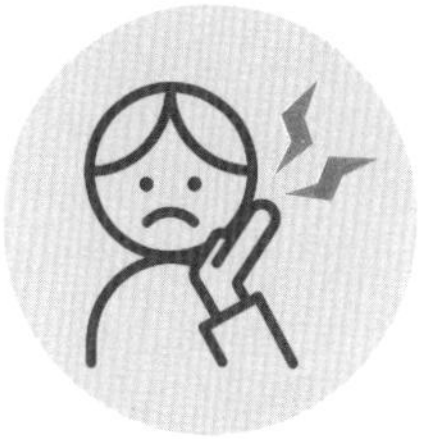

- 자주 손 씻기
- 기침할 때 손으로 가리고 하기
- 더러운 손으로 얼굴 만지지 않기
- 의심 증상 시 마스크 착용하기
- 예방접종 하기

유행성이하선염은 약독화된 생백신이 개발돼 예방을 할 수 있다. 감염을 막기 위해서는 예방접종 스케줄에 따라 MMR 백신을 접종을 받는 게 좋다. 소아는 12~15개월 및 4~6세에 총 2회의 MMR 접종을 받아야 한다.

만일 백신 접종 시기를 놓쳤다면, 성인이 되어서라도 맞는 것이 좋다. 다만, 3개월 내 임신을 계획하고 있는 사람, 면역결핍성 질환자, 첫 접종 후 심한 알레르기 반응을 보인 사람 등은 의료진과 상의 후 접종을 받는 게 좋다.

04

치질, 왜 추워지면 증상이 더 심할까?

화장실에 오래 앉아 있는 습관부터 고쳐야 한다

| 의학 자문 인용 |

김진천 서울아산병원 대장항문외과 교수

"겨울에 치질 증상이 심해지는 것은
추운 날씨로 인한 모세혈관의 수축과
혈액순환 둔화에 따른 통증 때문이다.
증상이 심하면 외과 수술은 필수다."

찬 바람이 불고 겨울이 되면 치질 환자들의 고통이 더욱 심해지는 경우가 많다. 평소 적절한 식이요법과 운동으로 편안한 배변 습관을 만드는 것이 좋다.

김진천 서울아산병원 대장항문외과 교수는 "날씨가 추워지면서 다른 계절에 비해 특히 모세혈관이 수축돼 생기는 혈액순환의 둔화로 치질 증상이 더욱 심해질 수 있다"라고 말한다.

치질의 정확한 명칭은 '치핵'이다. 항문 내 점막 안의 비정상적으로 늘어난 정맥을 지칭한다. 치핵은 발생 위치에 따라 항문 속 내치핵과 항문 밖 외치핵으로 구분한다. 두 경우가 동시에 발생할 수 있으며 두 경우 모두 진행 과정에서 항문 밖으로 돌출될 수 있다.

서양의 경우 전 인구의 5% 이상에서 치핵 증세가 있으며 30세 이상과 분만 후 증가하는 추세다. 50대 이상 연령층의 약 절반이 치핵을 갖고 있다는 보고도 있다.

| 2016년 치핵 질환 연령대별 환자 인원 |

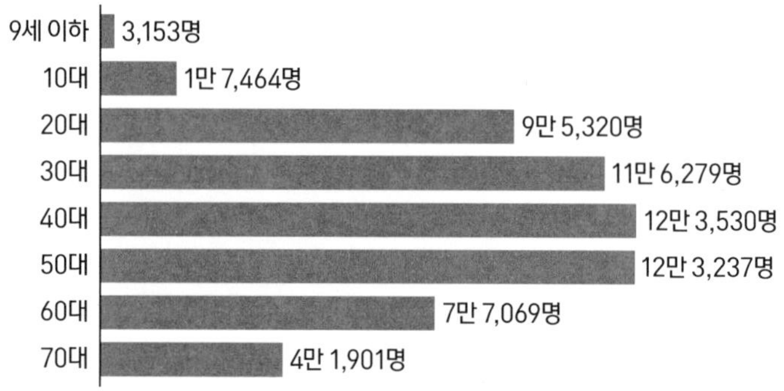

자료: 국민건강보험공단

치핵은 변비와 항문 괄약근의 이상과 긴장 등으로 발생하는 경우가 많은 것으로 알려졌다. 항문강(직장과 연결된 배설강 아래쪽 끝부분) 내 정맥총(정맥다발)이 계속 압력을 받고 반복적으로 상처를 받아 생기는 것이다. 그 밖에 점막하층 지지층의 선천적 혹은 후천적 약화가 정맥 이상을 초래해 생기기도 하며 정맥 자체의 변성으로 발생하는 경우도 있다.

치핵에서 가장 흔한 증상은 출혈과 치핵이 항문 밖으로 돌출되는 것이다. 치핵 발생 초기에는 배변 시 휴지에 선홍색 피가 묻다가 중기에는 배변 후 피가 뚝뚝 떨어지며 말기에는 배변과 상관없이 피가 날 수 있다. 통증이 심하다면 혈전증이나 합병증을 동반하는 경우가 많다.

치핵은 진행 정도에 따라 4단계로 구분한다. 가장 초기 단계인 1기는 출혈만 있으며 항문으로 돌출되는 것이 없다. 배변 시 치핵이 항문으로 돌출됐다가 배변이 끝나면 다시 원래 위치로 돌아온다면 2기로 볼 수 있다. 3기는 배변 시 치핵이 항문으로 돌출돼 일정 기간이 지나야 돌아오거나 손으로 밀어 넣어야 돌아오는 상태다. 4기는 항문 밖으로 돌출된 치핵이 손으로 밀어 넣어도 돌아오지 않고 괴사나 통증을 유발하는 상태다.

치핵의 치료는 치핵의 정도와 증상에 따라 다르다. 1기나 2기처럼 증상이 거의 없는 경우 좌욕과 식이요법, 배변 습관의 개선 등으로도 개선이 가능하다. 그러나 증상이 심하면 반드시 외과적 치료를 받아야 한다.

초기 환자의 경우 '고무결찰방법'이 있으며 심한 치핵을 가진 환자라면 '냉동수술', '레이저수술', 혹은 '절제수술'을 받아야 한다. 김 교수에 따르면, 치질의 가장 좋은 치료 방법은 치핵절제술로, 항문전문의사에게 수술을 받을 경우 통증도 그다지 심하지 않고 재발도 거의 없다.

적절한 채소류, 적절한 물을 섭취하는 것이 아주 중요하며 음식은 꼭꼭 씹어서 먹는 게 좋다. 식이요법과 더불어 아침에 규칙적으로 달리기, 수영, 자전거 등의 운동은 장운동을 촉진해 규칙적이고 편한 배변 습관을 돕는다.

| 2016년 치핵 환자 성 비율 |

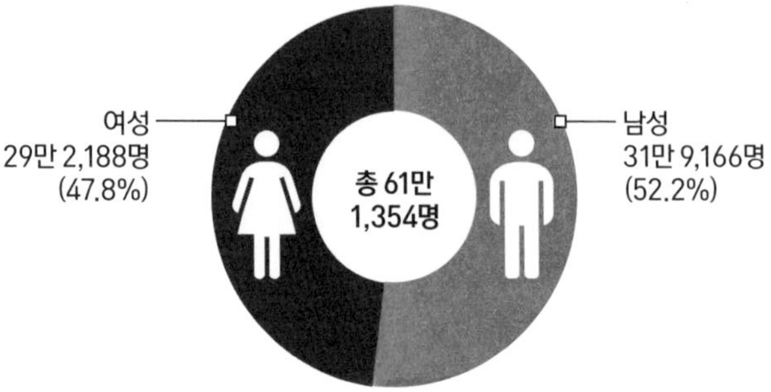

자료: 국민건강보험공단

특히 화장실에서 스마트폰으로 뉴스를 보거나 책을 읽기 위해 오랜 시간 앉아 있는 등 잘못된 생활 습관은 치질 발병 위험을 키울 수 있다. 화장실에 앉아서 스마트폰을 보거나 책을 읽으면 항문 주위 혈관에 추가적인 압력이 계속 가해지기 때문이다. 오래 앉는 것뿐 아니라 앉은 자세 자체가 치질의 위험 요인이다.

김 교수는 "화장실에 오래 앉아 있는 습관은 항문강 내에 오랫동안 높은 압력을 만들기 때문에 아주 나쁜 습관이므로 반드시 고쳐야 한다"라고 조언한다.

| 치핵 예방법 |

- 충분한 섬유질과 적당량의 물 섭취
- 과음 자제
- 규칙적인 운동
- 배변 욕구가 생기면 바로 화장실 가기
- 너무 오래 변기에 앉아 있지 않기
- 설사 유발 변비약 복용하지 않기
- 배변 시 스마트폰 보지 않기
- 항문 주변 청결히 하기

05
찬 바람 불면 심해지는 아토피 피부염

건조해지면 피부 보습을 반드시 챙겨야 한다

| 의학 자문 인용 |

장성은 서울아산병원 피부과 교수

"날씨가 건조해지면 수분과 지질 공급해
피부장벽을 회복해야 한다.
피부에 자극을 주는 악화인자는
피하는 게 가장 큰 예방법이다."

● 건조한 겨울이 되면 아토피 피부염 증상이 더 심해질 수 있다. 그럴 땐 충분한 보습으로 피부를 보호하면 크게 도움이 된다.

아토피 피부염은 만성적으로 재발하는 습진성 질환이다. 피부염은 피부에서 염증이 지속되는 상태로 습진과 같은 말이다.

장성은 서울아산병원 피부과 교수는 "습진이라는 용어가 헛갈리기 쉬운데 피부가 습한 것이 아니다"며 "오히려 피부가 건조한 상태이기 때문에 보습제의 충분한 사용이 필수"라고 설명한다.

아토피 피부염 환자 피부가 건조한 이유는 피부 겉층은 세라마이드나 필수지방산 같은 지질이 부족해 피부장벽 기능이 떨어져 있기 때문이다. 이 때문에 표피를 통해 수분 손실이 커지면서 표피 수분 함유량도 감소한다.

피부를 통한 감염 위험도 문제다. 아토피라는 것은 천식이나 알레르기성 비염 같은 질환이 동반되는 아토피성 질환이다.

| 2022년 아토피 피부염 환자 연령대별 진료 인원 |

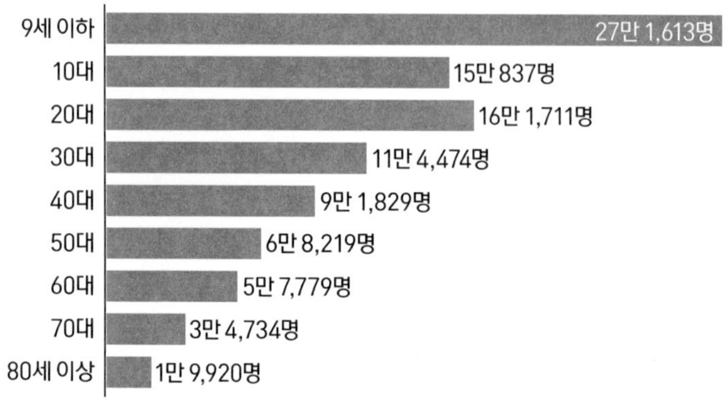

자료: 국민건강보험공단

아토피 피부염 환자는 면역 반응 불균형으로 세균, 바이러스, 진균 등으로 인한 피부 감염 빈도가 정상인보다 높다. 감염 후에는 균에서 나온 독소가 피부염을 악화시킬 수도 있다.

아토피 피부염은 악화 인자를 피하는 것이 가장 기본적인 예방이자 치료다. 피부에 자극을 줄 수 있는 요소, 가령 자극이 되는 옷, 먼지나 열, 햇볕, 즉석 음식, 과도한 비누 사용, 때를 밀거나 마찰을 주는 행위, 땀, 알레르기 유발물질 등을 피하는 것이 좋다.

아울러 보습제를 잘 바르는 것도 예방 겸 치료가 될 수 있다. 올바른 보습제를 충분한 양을 사용해 피부장벽을 건강하게 유지하는 것만으로도 효과를 볼 수 있다.

미국 클리브랜드클리닉은 습진을 예방하는 방법으로 가을과 겨울에는 보습을 두 배로 할 것을 권한다. 또한, 향기가 나는 제품은 피부를 자극할 우려가 있다며 무향 제품을 사용할 것을 권한다.

씻을 때는 뜨거운 물보다는 미지근한 물로 목욕하고 세정제는 가장 자극이 없는 것으로 땀이나 더러워진 부위 위주로만 간단히 사용 후 씻어내는 게 좋다. 목욕 후에는 즉시 보습제를 바르고 피부과에서 처방받은 연고를 바른다.

특히 2차 세균감염 방지는 아토피 피부염 환자에게 필수다. 피부에 수분과 세라마이드 등이 함께 함유된 보습제를 사용하면 피부장벽을 회복하는 데 도움이 된다.

증상이 심할 경우 약을 먹으면 매우 호전될 수 있다. 장 교수는 "치료 후 차도가 있다고 해서 바로 치료를 중단하면 안 된다"며 "피부 속에 숨어 있는 염증이 재발하는 것을 억제하는 연고를 주 2~3회 꾸준히 발라 주는 치료와 보습제를 같이 사용해 주는 게 좋아진 상태를 유지하는 비결"이라고 말한다.

06
어르신들 넘어지기 쉬운 겨울

낙상 통증은 그냥 넘기지 말고 진료를 받아야 한다

| 의학 자문 인용 |

장해동 순천향대학교 부천병원 정형외과 교수
전상현 가톨릭대학교 인천성모병원 정형외과 교수

"겨울철 낙상으로 인해
흔히 골절이 발생하는 부위는
척추, 요골, 고관절 등이며,
사전 예방이 가장 중요하다."

한파와 폭설로 빙판길이 생기면 낙상사고가 우려된다. 낙상이란 의지와 관계없이 넘어져 뼈와 근육 등에 손상을 입는 사고를 말한다. 65세 이상 고령층에서 약 30%가 매년 낙상을 경험하는 것으로 알려졌다.

빙판길은 누구에게나 위협적이지만 근육 활동이 줄어들고 관절도 쉽게 굳은 고령층의 경우 균형을 잡지 못해 쉽게 미끄러지거나 걸려 넘어질 확률이 높다. 이에 따라 척추, 고관절 등에 골절이 발생할 수 있고 합병증으로 이어질 수 있어 더욱 조심해야 한다.

특히 뼈의 강도가 약해진 골다공증 환자는 낙상으로 인한 골절 위험이 상당해 사전 예방이 중요하다. 전문가들은 겨울철 낙상으로 흔히 골절이 발생하는 부위로 척추(등과 허리), 요골(손목), 고관절(엉덩이 관절) 등을 꼽는다.

척추 부위는 압박 골절이 발생하는데, 넘어진 후 자세를 바꿀 때마다 허리나 등이 뻐근하게 아픈 통증이 지속되면 반드시 의료진 진찰과 검사가 필요하다. 압박 골절은 약한 뼈가 주저앉듯이 부러지기 때문에 통증은 있지만 걸을 수 있으므로 뒤늦게 발견되는 경우가 종종 있다.

장해동 순천향대학교 부천병원 정형외과 교수는 "MRI(자기공명영상) 검사가 필요하고 척추 주변 인대 손상 정도에 따라 수술 여부를 결정하지만, 대부분 수술 없이 보조기 착용으로도 치료되는 경우가 많다"며 "최근 새 약제가 많아 치료 결과가 향상되고 있다"라고 말한다.

손목 부위는 넘어지면서 손을 땅에 짚는 과정에서 골절된다. 약한 손목뼈에 체중이 실리면서 요골 끝부분에 발생하는 골절이 흔하며, 단순 골절보다 복합 골절이 많다.

장 교수는 "최근 치료기법 발달로 수술 후 빠른 회복과 일상 복귀가 가능해지고 있다"라고 말한다.

고관절(엉덩이관절) 부위는 넓적다리뼈와 골반이 만나는 곳으로 척추와 더불어 체중을 지탱하는 기둥과 같다. 크고 단단한 뼈로 구성돼 있어 건강한 젊은 성인은 골절 위험이 상대적으로 낮다.

하지만 고령, 골다공증 등의 이유로 뼈 건강이 나빠진 상태에서는 골절 발생빈도가 높아진다. 주로 한쪽으로 넘어지면서 엉덩이에 체중이 쏠려 뼈가 부러진다. 사타구니와 골반 옆에 통증이 생겨 걷기가 어려워진다.

| 2020년 노인 낙상 사고 현황 |

응급실 방문	입원	사망
1.6 / 100명	3.4 / 100명	2.6 / 1만명
70대 이상 노인 100명 중 1.6명	70대 이상 노인 100명 중 3.4명	70대 이상 노인 1만명 중 2.6명

자료: 국민국민건강보험공단

전상현 가톨릭대학교 인천성모병원 정형외과 교수는 "고관절 골절이 발생할 경우 심한 통증과 함께 다친 다리가 바깥쪽으로 돌아가거나 골절된 다리가 반대쪽 다리에 비해 짧아지기도 한다"며 "장기간 침상 생활을 할 수도 있다"라고 강조한다.

전 교수는 "골절 발생 후 24~48시간 이내 빨리 수술을 받는 게 중요하다"라고 부연한다.

병원을 찾게 되면 X선 촬영과 CT(컴퓨터단층촬영)를 찍는다. 대다수는 X선 사진으로 알 수 있지만, CT를 통해 골절 양상을 더 자세히 파악할 수도 있다.

고관절 골절은 한 번 발생하면 일상생활까지 힘들어진다. 방치할 경우 1년 안에 사망할 확률은 25%, 2년 안에는 70%나 된다는 연구 결과도 있다. 회복된 후에도 환자의 50~60%는 생활 제한과 보행의 어려움을 겪을 수 있다.

고관절 골절 합병증이나 사망률이 높은 이유는 골절 자체보다 골절로 인해 움직이지 못하는 상황으로 인해 혈전에 의한 뇌졸중이나 폐렴, 욕창, 영양실조 등 합병증이 함께 발생하기 때문이다.

전 교수에 따르면, 골절 부위의 치유를 기대할 수 있는 상황에서는 부러진 부위를 맞추고 고정하는 '내고정술'을 하고, 기대할 수 없는 경우에는 '인공관절 치환술'을 한다. 인공관절 치환술은 고관절 일부 혹은 전체를 기구로 대치해 관절의 기능을 회복시키고 통증을 완화한다.

전문가들은 한목소리로 "고관절은 물론 척추, 손목 골절의 치료와 예방을 위해선 평소 골다공증이 발생하지 않도록 해야 한다"라고 조언한다.

칼슘이 많이 함유돼 골밀도를 높일 우유, 플레인 요구르트, 콩, 두부 등이 좋다. 꾸준히 규칙적인 근력 강화 운동도 중요하다.

전 교수는 "영양 섭취 못지않게 중요한 게 운동이다. 운동은 체내 칼슘의 흡수 능력을 높이고 골밀도 유지를 돕는다"면서도 "무리한 운동은 오히려 신체에 좋지 않은 영향을 미치는 만큼 가벼운 운동을 규칙적으로 해 뼈 건강과 근력을 유지해야 한다"라고 언급한다.

평소 골다공증에 관심을 두고 예방하려는 노력이 필요하다. 장 교수에 따르면, 특히 겨울철 낙상으로 통증이 느껴진다면 타박상으로 가볍게 생각하기보다 골절을 의심하고 전문의 진료와 정밀검사를 받는 게 좋다.

장 교수는 "골다공증 진단을 위한 골밀도 검사는 65세 이상의 여성과 70세 이상 남성에서 의료보험 적용이 가능하므로 매년 검사를 받고, 자신의 뼈 건강 상태를 종합적으로 확인하는 게 좋다"라고 말한다.

07
추위에 딱 걸리는 동상 대처법

동상이 심할 경우
피부 조직이 괴사될 수도 있다

“동상을 입지 않기 위해서는
피부가 심한 추위에 노출되지 않도록
옷, 양말, 장갑, 목도리를
잘 착용하는 것이 중요하다.”

● 영하권의 날씨에 찬 바람이 부는 날씨엔 체온 관리에 주의해야 한다. 겨울철이면 특히 동상으로 응급실을 찾는 사람들이 늘어난다. 동상 예방에도 주의가 요구되고 있다.

질병관리청에 따르면, 2021년 12월 1일~2022년 1월 18일 동안 한랭 질환으로 응급실을 찾은 사람은 총 186명이다. 이중 동상이 차지하는 비율은 35명(18.8%)으로 집계됐다.

동상이란 피부가 영하 2~10℃(도) 정도의 심한 추위에 직접적으로 노출돼 피부의 연조직이 얼어버리고, 그 부위에 혈액 공급이 없어지는 상태를 의미한다. 말단 부위가 추위에 노출되게 되면, 우리 몸은 체온을 유지하기 위해 말단 부위로 공급되는 혈액의 양을 줄인다. 이때 차가워진 말단 부위 혈관은 수축하게 된다. 그러나 혈관 수축으로 말단 부위는 점점 손상이 발생하면서 나타나는 것이 동상이다.

얼어버린 부위는 투명하게 반짝거리고, 퉁퉁 붓게 된다. 말단 부위인 귀, 코, 뺨, 손가락, 발가락 등에서 자주 발생한다. 피부가 붉어지고 통증, 저림 등의 증상이 나타날 수 있지만, 손상의 정도가 심하지 않다면 수 시간 내 정상으로 회복된다. 그러나 조직이 손상되거나 괴사하게 되면 물집이 발생할 수도 있다.

동상으로 조직이 깊이 손상되면 큰 덩어리의 조직이 파괴돼 떨어져 나가는 '괴저' 현상이 발생할 수도 있다. 심한 괴저가 발생할 경우 피부 이식이나 팔다리 절단 수술이 필요할 수도 있다. 또한, 동상이 발생하지 않은 조직에서도 혈관, 신경이 손상돼 감각이 잘 느껴지지 않거나, 땀과 추위에 예민해지는 등의 증상이 나타날 수도 있다.

37~42℃ 정도의 따뜻한 물에 피부가 말랑말랑해지면서 약간 붉어질 때까지 녹이는 것이 좋으며, 보통 30~60분 정도가 걸린다. 동상 부위를 녹이는 과정에서 상당히 심한 통증이 발생할 수 있으므로 특별한 금기사항이 없다면 진통제를 복용하는 것이 좋다. 동상 부위는 신경이 마비돼 감각이 무뎌지기 때문에, 춥다고 뜨거운 물에 손을 넣어 빠르게 녹이려고 하다간 화상을 입을 수도 있다.

동상을 입지 않기 위해서는 피부가 심한 추위에 노출되지 않도록 옷, 양말, 장갑, 목도리를 잘 착용하는 것이 중요하다. 또한, 옷이 물에 젖었을 경우, 따뜻한 실내로 들어와 옷을 갈아입는 것이 좋다. 대개 녹인 피부에는 통증이 있고, 붓거나 피부색의 변화가 생긴다. 녹인 피부는 마른 천으로 덮어 보온한다.

| 동상에 걸렸을 때 응급조치 |

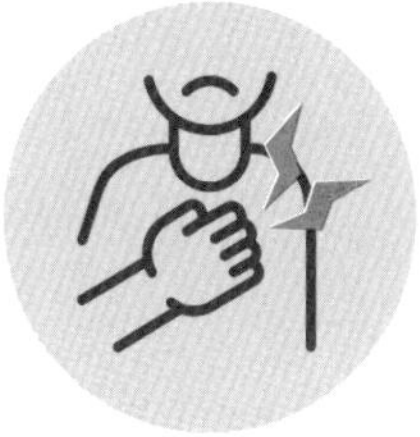

- 환자를 따듯한 곳으로 옮긴다.
- 동상 부위를 따듯한 물에 담근다
- 따듯한 물수건을 얼굴과 귀에 대고 자주 갈아준다.
- 손가락 발가락 사이에 소독된 마른 거즈를 끼운다.
- 동상 부위를 약간 높게 한다.
- 다리 발 동상 환자는 들것으로 운반한다.

증상이 악화돼 병원에 방문해야 할 경우 소독된 마른 거즈를 신체부위마다 끼워 습기를 제거하고, 얼은 말단 부위가 서로 달라붙지 않게 해야 한다. 상처 부위가 더 다칠 수 있기 때문에 환자가 걷지 않게 들것을 사용해 운반하는 것이 좋다.

동상은 저체온증, 탈수와 함께 나타나는 경우가 많다. 이 때문에 병원에서는 환자 몸의 전해질 균형을 회복하기 위해 수액을 투여한다. 경우에 따라서는 항생제, 진통제를 투여하거나 감염 여부를 파악하기 위해 혈액검사, 소변검사를 진행할 수 있다.

제6장

더 무서울 수 있는 마음의 병

01
명상으로 정신건강 챙기기

명상은 장소가 중요한 게 아니며
걸으면서도 할 수 있다

“걷기 명상법은
한 구간씩 걸으며 한 가지씩 감사하고
들숨에 긍정적인 단어를 들이키고,
날숨에 부정한 감정을 배출한다.”

● 최근 CNN은 특별히 어떤 장소를 찾아가지 않아도 명상을 할 수 있다고 보도했다. 명상은 걷기를 하면서, 정원에서 꽃향기를 맡으면서, 아니면 마음을 차분히 가라앉히고 호흡에 집중하는 것으로도 할 수 있다는 설명이다

명상은 마음의 고통에서 벗어나 순수한 마음 상태로 돌아가기 위해 불교 등에서 쓴 마음 수행법을 말한다. 원래 고통에서 벗어난다는 종교적인 의미가 있지만 현재는 잡념을 없애고 자신의 몸과 현재, 현재 있는 장소를 느끼는 상태가 되는 것을 의미하기도 한다.

그런데 CNN에 따르면, 호흡과 상상력을 이용해 자신이 있는 어느

곳이든 명상 스튜디오로 만들 수 있다는 것이다. 명상은 몸과 마음을 이완시킬 뿐 아니라 명상 후 집중력을 높이고 의사 결정력을 증진한다. 불안감을 줄이고 수면장애를 개선하는 데도 도움을 준다.

| 명상의 주요 효과 |

스트레스 완화	집중력 강화	혈압 강하
불안감 해소	기억력 향상	통증 완화
긴장 완화	수면장애 개선	면역력 강화

우선 걸으면서 동시에 마음챙김(명상)을 할 수 있다. 걷기와 감사 명상을 결합한 방식으로, 예를 들어, 트랙을 걷는 경우 첫 번째 바퀴에서는 자신의 인생에서 감사한 일을 떠올린다. 두 번째 바퀴를 돌면서는 다른 감사했던 일을 떠올린다. 만약 운동장 트랙이 아니라 보도라면 각 블록에서마다 감사한 항목 한 가지씩을 떠올리면 된다.

명상은 시각화와도 중요한 관련이 있다. 복잡한 도시의 길을 걷고 있다면 머릿속으로 해변의 의자에 앉아 있는 자신을 그리면서 바람에 머리칼이 날리는 것, 얼굴에 따스하게 내리쬐는 햇빛을 상상하면 된다. 몸은 더욱 가벼워지고 걸음걸이도 유연해질 것이다.

또한, 다른 명상 방법은 향기 맡기 명상이다. CNN은 여름에 흔한 향기로운 꽃이나 나무, 갓 깎아 향기로 가득한 풀밭 중 하나만 있으면 이를 할 수 있다고 보도했다.

꽃이나 나무 옆에서 가부좌를 하고 손을 무릎 위에 올려놓는 전통적 명상 자세나, 아니면 그저 벤치에 앉아 있는 편안한 자세를 취해도 된다. 그 후 코로 숨을 들이마시며 자연의 향기를 마신다. 4초를 셀 때까지 숨을 들이마시고, 그 후 2초간 중지하고 4초간 내쉰다. 이를 최소 1분간, 최대 몇십 분까지 해도 좋다.

마지막으로 호흡명상은 걷거나 뛰거나 가만히 앉아 있는 어떤 상태에서도 할 수 있는 명상이다. 방식은 우선 코를 통해 숨을 들이마시고 자신이 느끼는 것을 긍정적인 단어 하나로 떠올린다. '좋다', '편안하다', '행복하다', '자랑스럽다' 등 여러 가지 긍정적인 말을 생각할 수 있다.

그다음 입으로 숨을 내쉬면서 부정적인 느낌이나 감정을 숨결에 내보내는 것을 상상한다. 스트레스나 분노, 초조의 감정이나 단어일 수 있다. 호흡과 단어를 연관시킨 이 호흡법은 그냥 호흡에만 집중하는 것보다 더 스트레스 감소 효과가 더 큰 것으로 알려져 있다.

02
추억이 '고통'을 줄인다
옛 기억은 부부·연인 갈등도 완화시키다

| 의학 자문 인용 |

중국과학원 조 야즈후오 공 박사

"한 연구에 따르면,
자신의 추억을 글로 옮기는 과정에서
만성적 고통을 갖고 있던 이들의
고통 강도가 약해졌다."

옛 추억을 생각하며 향수에 젖는 것이 고통을 줄여준다는 연구 결과가 있다. 미국 CNN에 따르면, 중국과학원과 랴오닝 사범대는 과거를 그리워하는 감정이 고통을 느끼는 것을 감소시킬 수 있다는 내용을 골자로 하는 공동 연구 결과를 발표했다.

신경과학저널(JNeurosci) 최신호에 수록된 이 연구에서 과학자들은 34명의 시험 참가자를 대상으로 오래된 만화, 어린 시절 게임, 복고풍 사탕처럼 향수를 자극하는 사진을 보여줬다. 이와 동시에 열(더위) 자극을 가하고 그때 느끼는 고통의 정도를 MRI로 쟀고, 이 과정을 똑같이 현대적 물건들이나 풍경이 담긴 사진을 보여주면서 반복했다.

그 결과 참가자들은 어린 시절의 기억을 불러일으킨 사진들을 볼 때 고통을 더 약하게 느꼈다. 연구를 이끈 중국과학원 조 야즈후오 공 박사는 “사람들은 불쾌한 자극을 제거하거나 줄이는 대신, 자신의 불편한 감정을 관리할 수 있다”면서 “고통스러운 경험을 재구성하기 위해 옛 추억에 잠기는 향수를 활용한다”라고 설명한다.

공 박사는 "향수는 사람들이 삶에서 쉽게 인지할 수 있는 긍정적인 감정"이라면서 “예를 들어, 사람들은 가족이나 친구들과 함께한 사진을 볼 때 행복하고 평온함을 느낀다”라고 말한다.

선행 연구들도 향수의 심리적, 정서적 이점을 보여준다. 심리학 학술 저널인 ‘심리학 프론티어’에 발표된 한 연구는 향수에 잠겨 자신의 추억을 글로 옮기는 과정에서 만성적 고통을 갖고 있던 이들의 고통의 강도가 약해진 것을 보여줬다.

현재까지 향수의 긍정적인 효과에 대한 생물학적인 메커니즘은 잘 알려져 있지 않다. 뇌의 작용을 보기 위한 MRI 사용 비용이 매우 비싸기 때문이다. 하지만 공 박사에 따르면, 뇌의 시상(視床)이 향수로 인한 통증 완화 과정에서 중요한 역할을 한다.

시상은 간뇌의 대부분을 차지하는 회백질부다. 감각이나 충동, 흥분이 대뇌 피질로 전도될 때 중계 역할을 해 ‘뇌의 중계국’으로 불린다. 최신 연구에 따르면, 이 시상이 옛 추억 정보를 통합해 통증 반응을 조절한다. 옛날 추억의 사진을 보는 것은 또한 뇌에서 고통을 담당하는 두 영역의 활동을 감소시키기도 했다.

전문가들은 옛 사진뿐 아니라 음악, 영화, 특정한 스토리, 냄새, 맛도 이런 반응을 일으킬 수 있다고 밝혔다. 일부 과학자들은 추억(노스탤지어)을 부부나 연인 사이의 갈등을 완화하고 만족감을 높이는 데 활용하는 것을 연구 중이다.

하지만 일부 연구자는 옛 추억이 모두에게 고통 경감의 역할을 하는 것은 아니라고 말한다. 일부 연구들은 "향수는 개인적인 감정과 경험에 기초한 것이며, 옛 추억의 빈도와 강도에 따라 다른 효과를 낼 수 있다"라고 말한다.

03

슬픔도 오래가면 '병'이다

미국에선 1년 이상의 '비탄'은 병으로 규정돼 있다

"사랑하는 사람을 잃은 후
슬픔에서 벗어나지 못하고
고립 속에서 살아가는 사람들이
소수지만 존재한다."

미국 의학계가 1년 이상의 지속적인 비탄을 장애로 인정했다. 치료 대상인 지 여부를 둘러싼 수십 년간의 논쟁에 종지부를 찍은 것이다.

그간 일부 전문가들은 사회가 자녀나 배우자 등을 잃은 유족의 고통을 당연한 것으로 받아들이느라 이들을 돕지 못했다면서 '극심한 슬픔'을 정신 질환으로 분류해야 한다고 주장해왔다.

미국 뉴욕타임스(NYT)에 따르면, 최신 출간된 '미 정신 질환 진단 및 통계 매뉴얼 개정 5판(DSM-5)'에는 슬픔이 지속되는 심리적 상황이 '지속적 비탄장애(Prolonged Grief Disorder)'라는 병명으로 등재됐다.

병으로 분류하는 것을 반대해온 전문가들은 사랑하는 이를 잃었을 때 겪는 슬픔 등은 인간이 경험하는 근원적인 감정인데 이를 병적인 것으로 생각하는 것은 위험하다고 주장해 왔다. 하지만 사랑하는 사람을 잃은 후 슬픔에서 벗어나지 못하고 고립 속에서 살아가는 사람들이 소수지만 있는 것도 사실이다.

'지속적 비탄장애'라는 진단명을 갖게 된 것은 임상에서 의사들이 이 병의 치료비를 보험회사에 청구할 수 있게 된 것을 뜻한다. 또한, 이 약의 치료제 개발이 급물살을 타게 되는 것도 의미한다. 현재 미국에서는 알코올 중독 등의 치료제로 쓰이는 날트렉손에 대해 슬픔 치료제로 임상시험 중이다.

일부 전문가들은 여전히 슬픔에 빠진 이들이 천천히, 자연스럽게 상실에서 벗어나고 있는데 병으로 규정해버리면 도리어 유약해지고 그 감정에 압도당할 것이라고 우려한다. 자신이나 자신의 감정을 믿고 나아가야 하는데 그러지 못하게 된다는 것이다.

비탄을 병으로 보는 것의 시초는 1990년대 정신역학자인 홀리 G. 프리거슨 박사가 우울증 치료 효과에 대한 자료를 수집하면서 이 감정이 우울감이나 불안감과 확연히 다르다는 것을 깨달으면서다. 환자들을 보면서 그는 항우울제로 우울감은 약화했지만 슬픔의 정도는 계속 강한 것을 알게 됐다. 그리고 이들은 없는 것을 갈망하고 그리워하는 증세를 갖는데, 이는 우울증과 구별되며 고혈압이나 극단적 선택 상상 등으로 귀결되기도 했다.

프리거슨 박사의 연구에 따르면, 슬픔은 사랑하는 사람을 잃은 후 6개월간 최고조에 달했고 약 4%에서 그 증세가 지속되어 수면이나 일상적 기능이 제대로 이뤄지지 못했다. 하지만 2010년만 해도 미국정신의학회가 우울증 정의에 슬픔에 빠진 이들까지 넣자고 제안했다가 '과잉 진단과 과잉 치료'라는 광범위한 반발을 샀다.

당초 연구자들은 6개월 후까지도 슬픔이 계속되면 이 장애라고 생각했지만, 이번 DSM 등재는 좀 더 보수적으로 1년으로 잡았다. 그리고 유족들의 4%가 이에 해당할 것으로 추정했다.

하지만 NYT는 "일각에서는 1년이라는 시점을 두는 것은 임의적이고 잔인한 일로 생각한다"고 전했다. 모든 사람에게 슬픔의 감정이 있고, 6개월이든 1년이든 여전히 죽은 가족을 그리워할 수 있는데 사랑을 병으로 치부하는 것 같기 때문이라는 점에서다.

04

툭하면 짜증 내니 친구가 사라졌다

분노조절장애란 유전적·환경적 요인이다

| 의학 자문 인용 |

권준수 서울대병원 정신건강의학과 교수
김효원 서울아산병원 소아정신건강의학과 교수

"분노조절장애는 '간헐적 폭발성 장애'로, 조증, 과잉행동장애(ADHD), 기분장애 등 정신과적 질환이 복합적으로 작용해 나타난다."

이모(40) 씨는 평소에 주변에서 "괴팍하다", "짜증이 많다"라는 말을 가장 많이 들었다. "성격을 고쳐보라"라는 가족의 조언에도 그는 '인생은 마이웨이(My way)'라며 소리를 질러대며 무시했다.

하지만 자신의 삶을 되돌아보는 계기가 생겼다. '욱'할 때마다 페이스북과 인스타그램에 글을 썼더니, 사회관계망서비스(SNS) 친구가 서서히 감소했다. 주변 사람도 자신을 피하는 게 느껴졌다.

분노조절장애 때문에 자신뿐 아니라 연인, 가족과 힘든 시간을 보내는 사람이 적지 않다. 타고난 성격 때문인지, 정신과적 질병이 있는지 구분하기도 어렵다. 치료 시기가 한참 지나 병원에 방문하는 경우도 많다.

흔히 알려진 '분노조절장애'는 화를 쉽게 참지 못하고, 이를 겉으로 드러내는 상태로 정식 진단명은 아니다. 정식 명칭은 '간헐적 폭발성 장애'이며, 간혹 조증, 과잉행동장애(ADHD), 기분장애 등 정신과적 질환이 복합적으로 작용해 나타난다.

호르몬 분비 이상, 감정 조절과 관련된 뇌 영역(전두엽) 기능 이상 등 유전적인 요인도 발병에 영향을 미칠 수 있다. 어린 시절 학대처럼 환경적 요인이 복합적으로 작용해 발생한다. 주로 성인기 초반에 발생하는 것으로 알려져 있다. 하지만 나이가 들어서도 충분히 발생할 수 있다.

물론 분노조절장애 증상을 나타내는 사람 중에는 자신보다 약한 사람에게는 분노를 표출하지만, 자신보다 체격이 큰 사람에게는 화가 나는 일이 있어도 아무 말도 못 하는 경우가 있다. 이는 외부의 강력한 환경에 의해 자신의 충동이 잠깐 억제되는 상태다. 하지만 증상이 나빠지면 상대를 가리지 않고 화를 낸다.

분노조절장애 환자는 본인 스스로 증상이 있다고 느끼지 못하는 경우가 많다. 이로 인해 병원에 찾아오는 경우도 적다. 분노조절장애만을 치료하기 위한 약물은 없지만, 기분조절제, 항경련제, 항불안제(신경안정제)를 투약한다. 다른 치료법은 인지행동치료다. 분노를 표출하기 전 스스로 깨닫고, 표출하지 않도록 감정을 조절하는 상담치료법이다.

주변 사람은 환자와 대화로 해결하기보다는 병원에 가도록 설득하는 게 현명한 대처법이다. 분노조절장애는 사소한 일에도 화를 내는 게 최선의 문제 해결법으로 여기는 경우가 있다. 따라서 논쟁은 문제를 해결하지 못한다.

권준수 서울대병원 정신건강의학과 교수는 "참아도 분노가 억제되지 않고, 화를 낸다면 충동을 조절하는 전두엽 기능이 약해진 것"이라며 "다만, 약한 분노조절장애 증상은 성격적인 부분일 수 있다"라고 설명한다.

또한, "운동을 하면 뇌 기능이 활성화돼 증상이 호전될 수 있으며, 참는 연습을 꾸준히 하다 보면 전두엽 기능이 강화돼 증상이 덜 나타난다"라고 말한다.

이어서 "다른 정신과 질환으로 인해 증상이 나타나는 것일 수 있다"며 "스스로 증세가 심하다고 느끼면 병원을 찾아 진료를 받는 게 좋다"라고 조언한다.

최근 사회적 문제로 대두되는 학교폭력도 분노조절장애와 관련이 있다. 자신의 내면에서 치밀어오르는 분노를 다스리지 못해 타인에 대한 공격으로 표출되는 것이다.

아이의 공격적인 행동의 근본적 원인은 아이의 마음속에 내재된 공부, 또래 관계, 미래 등에 대한 불안감이다. 중·고등학생 시기에 발생하는 학교폭력의 정도가 심해지지 않도록 초기부터 아이의 '불안한 마음'을 가족과 사회가 잘 알아차리고, 마음을 다스리고 조절할 수 있도록 도와주는 게 중요하다.

| 충동조절장애 자가 진단 |

- ☑ 때때로 싫어하는 사람 앞에서 그의 험담을 늘어놓는다.
- ☑ 화가 나면 가끔 물건을 던진다.
- ☑ 상대방과 의견 충돌 시 그의 입장을 고려하지 않고 자기 입장을 말한다.
- ☑ 사람들이 나에게 호통을 칠 때 맞서서 호통을 친다.
- ☑ 매우 흥분했을 때 누군가를 때릴 수 있다.
- ☑ 때때로 시비조로 행동한다.
- ☑ 거짓 협박을 자주 한다.
- ☑ 논쟁할 때 언성을 높이는 경향이 있다.
- ☑ 나를 궁지에 빠지게 한 사람을 알면 그 사람과 싸운다.
- ☑ 때때로 다른 사람을 해치고 싶은 충동을 느낀다.

• 그렇지 않다: 1점 • 약간 그렇다: 2점
• 꽤 그렇다: 3점 • 확실히 그렇다: 4점

 # 공격적 성향 정도 자가 진단 결과

26~27점: 약간 있음 **28~29점: 상당히 있음**
30점 이상: 매우 높음

부모는 차분하지만, 단호하게 공격적인 행동은 나쁜 것이라고 말해주고 이런 행동이 다른 사람에게 피해를 준다는 것을 정확하게 알려줘야 한다. 부정적 감정을 구체적 언어로 표현하도록 가르치는 것도 도움이 된다.

또한, 화가 나는 순간 스스로를 진정시킬 수 있는 아이만의 방법을 함께 찾아야 한다. 복식 호흡을 하며 숫자를 1부터 10까지 천천히 세어보거나 음악을 듣거나 달리기를 하는 것도 방법이 될 수 있다. 잘못된 행동은 단호하고 분명한 태도로 교육해야 한다.

공격성을 보이는 아이 중 주의력결핍 과잉행동장애(ADHD)나 반항성 도전장애, 불안장애 같은 정신건강 문제가 있는 경우가 많아 적절한 치료도 중요하다. 아이에게 정신건강 문제가 있는지 정확히 평가하고, 그에 맞는 적절한 치료를 하는 게 중요하다.

김효원 서울아산병원 소아정신건강의학과 교수는 "부모에게는 '정신과 약을 먹는다'는 게 큰 걱정이 될 수 있지만, 아이의 공격성이 ADHD나 불안, 우울에서 비롯됐다면 공격성을 조절하기 위한 약물치료도 도움이 된다"며 "사회성, 감정조절, 분노조절 능력을 키우기 위한 사회기술 훈련이나 분노조절 프로그램도 도움될 수 있다"라고 말한다.

05

가장 어려운 질문은 "뭐 먹을래?"

'결정장애'도
치료법이 있을까?

| 의학 자문 인용 |

권준수 서울대병원 정신건강의학과 교수
김일빈 한양대학교 구리병원 정신건강의학과 교수

“결정장애는 질환이 아니며,
결정을 잘하지 못하는 증상으로
교정에 가장 큰 도움이 되는 것은
좋은 인간관계의 형성이다.”

김모(29) 씨는 “뭐 먹을래?”라는 말이 가장 무섭다. 그는 오늘도 20분간 메뉴판을 뚫어지게 쳐다보다 저녁 메뉴를 결정했다. 이날 아침에도 김 씨는 청바지를 입을지 원피스를 입을지 거울 앞에서 1시간 넘게 고민하다 약속 장소로 갔다.

김 씨는 혼자서 방 청소를 할 때도 청소기를 들었다 놨다 한다. 친구에게 메시지를 보낼 때도 지웠다 말았다를 반복한다.

그는 선택의 순간을 마주할 때마다 괴로움을 느끼고 있다. 농담으로만 말하던 ‘결정장애’가 바로 이것인가 걱정하던 김 씨는 결국 정신건강의학과에 찾아가 진료를 받기로 결심했다.

결정을 내리는 데 다른 사람보다 많은 시간이 걸리는 사람을 흔히 결정장애라고 부른다. 결정장애는 이름과 달리 질환이 아니며, 결정을 잘하지 못하는 증상을 일컫는 말이다. 이 때문에 정식진단명도 존재하지 않는다.

결정장애가 나타나는 정확한 원인은 알려지지 않았으나, 전문가들은 엄격한 부모님 아래에서 성장한 경우 결정장애 증상이 나타나기 쉽다고 분석한다. 특히 결정장애는 질병이 아니기 때문에 대체로 기질이나 성격과 관련이 있다고 설명한다.

기질에서 가장 큰 무의식에 가장 큰 영향을 끼치는 핵심 인물은 바로 부모님이다. 만일 엄격한 부모님 아래에서 성장한다면 초자아 중 도덕, 양심, 윤리 등이 차지하는 부분이 커진다.

이 때문에 무의식의 한 켠에는 '잘못된 선택을 해서는 안 된다', '언제든 최선의 결과를 이끌어 내야 한다'는 생각이 자리 잡게 되고, 일상생활에서 아주 사소한 결정조차 내리지 못하고 눈치 보는 상황이 많아지게 된다.

결정장애를 교정하는 데 가장 큰 도움이 되는 것은 좋은 인간관계를 새롭게 형성하는 것이다. 유년기에는 무의식 형성에 부모님이 가장 큰 영향을 끼치지만, 성인이 되면 부모님에게서 독립해 친구, 동료, 연인 등 무의식에 영향을 끼칠 수 있는 사람들을 찾기 쉬워지는데, 이들과의 경험을 통해 증상이 나아지는 경우도 있기 때문이다.

| 결정장애 자가 진단법 |

- ☑ 외식 메뉴 고를 때 항상 고민한다.
- ☑ '답답하다'거나 '우유부단하다'는 말을 종종 듣는다.
- ☑ 색깔을 결정하지 못해 같은 디자인의 옷을 여러 번 산 적이 있다.
- ☑ 무엇이 좋을지 질문을 받으면 '잘 모르겠다'고 말하는 편이다.
- ☑ 온라인 쇼핑을 할 때 어떤 브랜드를 고를까 일주일 이상 고민한 적이 있다.
- ☑ 백화점에 가서 쇼핑을 못하고 빈 손으로 온 적이 있다.
- ☑ 선택을 대신 해주는 앱을 이용해본 적이 있다.
- ☑ 선택을 해야 할 때 두렵고 스트레스를 받는다.
- ☑ 누군가가 평생 결정을 도와줬으면 좋겠다.
- ☑ 결정하지 못해 결국 포기한 적이 있다. (학업, 연애 등)

 # 진단 결과

1~3개: 약간 우유부단한 성격
4~6개: 결정장애 초기 증상
7개 이상: 심각한 결정장애

김일빈 한양대학교 구리병원 정신건강의학과 교수는 "기준점들에 대해서 가치 부여를 많이 하고, 모든 상황에서 일장일단을 다 따져보기 때문에 하나를 결정하는 데도 시간이 많이 걸리게 되는 것이다"며 "자비롭고, 관대하고, 너그러운 사람들과 좋은 인간관계를 맺고, 이들과 결정을 내리는 상황을 많이 경험해보는 것이 좋을 것"이라고 조언한다.

이를테면, '피자'와 '치킨' 사이에서 망설이는 김 씨에게 "피자를 먹어야 한다", "나도 결정장애가 있어서 메뉴를 잘 못 고르겠다. 네가 골라라"라며 결정을 떠넘기거나 강요하는 것보다는 "네가 어떤 음식을 골라도, 나는 다 맛있게 잘 먹을 수 있어", "네가 고르는 거면 다 좋을 것 같아" 등의 말을 해주는 것이 좋다. 상대방이 어떤 결정을 내려도 본인과 상대방에게 손해나 위해가 가해지는 것은 아니라는 인식을 심어주는 것이 중요하다.

"잘 해결될 거야", "마음을 편하게 먹으렴" 등 피상적인 위로는 이들에게 전혀 도움이 되지 않는다. 서로 결정을 못 하는 사람끼리만 만나 깊은 교류를 하게 될 경우 서로 결정을 떠밀다가 증상이 심해질 수도 있다.

권준수 서울대병원 정신건강의학과 교수도 "대체로 결정장애 증상을 보이는 사람은 다른 사람과 자신에게 손해를 끼치지 않기 위해 늦게까지 회사에 남아서 일을 하고, 업무를 집으로 가져가는 등 워커홀릭(일중독) 성향이 많다"며 "스스로를 위해서도 '완벽함을 추구할 수는 있지만 이 세상에 완벽한 건 있을 수 없다'는 마음가짐을 가지고, 마음속 여유를 찾는 것이 중요하다"라고 말한다.

병의 원인을 찾아
치료하는 것보다
병에 걸리지 않도록
미리 예방하는 것이 좋다.

- 스티븐 코비 -

06
충동적이고 집중이 잘 안 된다면?

ADHD는 성인이든 아동이든
치료가 필요한 뇌 질환이다

| 의학 자문 인용 |

조아랑 강동경희대병원 정신건강의학과 교수
한규만 고려대안암병원 정신건강의학과 교수

"ADHD의 학령기 유병률은 3~5%이며
남자아이가 3~4배 많다.
성인 ADHD는 소아·청소년 질환과 달라
치료를 놓치기 쉽다."

좋아하는 게임을 할 땐 집중력이 좋지만, 업무를 할 땐 5분도 집중하기 힘들다면 '성인 ADHD'를 의심해 볼 수 있다. 성인 ADHD는 주의력 결핍이나 충동성이 두드러지게 나타나며 우울증, 불안장애, 알코올 중독 등 다양한 사회적 문제로 이어질 수 있어 각별한 주의가 필요하다.

한규만 고려대안암병원 정신건강의학과 교수는 "평소 집중이나 계획 완수가 어렵고 대인관계에 문제가 많다면 성인 ADHD를 의심해봐야 한다"라고 말한다.

ADHD는 '주의력결핍 과잉행동 장애'를 일컫는 말이다. 주로 소아·청소년에게 많이 생기는 정신 질환으로 알려져 있지만, 성인에게도 발병할 수 있다.

실제 성인 ADHD 환자 수는 꾸준히 증가하고 있다. 건강보험심사평가원 보건의료빅데이터개방시스템에 따르면, 최근 5년간 성인 ADHD 환자 수는 2017년 4,537명→2018년 7,708명→2019년 1만 3,157명→2020년 1만 9,761명→2021년 2만 8,980명 등으로 조사됐다. 4년 만에 6배 이상 급증한 것이다.

ADHD는 우리 뇌에서 주의 집중, 충동 조절, 계획 등을 담당하는 전두엽의 성숙이 늦거나 발달이 충분히 이뤄지지 않으면 발병할 수 있다. 성인 ADHD의 주요 원인은 소아 ADHD의 지속, 유전적 요인, 신경전달물질 체계의 이상, 스트레스 등 다양하다. 대한소아청소년학회에 의하면, 어린 시절의 ADHD가 성인이 된 이후까지 지속될 확률은 50%에 달한다.

일을 잘하다가도 불쑥 멍해지거나 잡생각이 끼어드는 경우 성인 ADHD를 의심해봐야 한다. 이 외에 식사량이나 음주량 조절이 안 되는 경우, 한 사람과 오랫동안 깊은 관계를 가지지 못하고 애인이 자주 바뀌는 경우, 절차에 맞게 일처리를 하지 못하는 경우, 싫증을 자주 내고 감정 조절에 서투르며 매우 충동적으로 일을 처리하는 경우에도 전문의와 상담을 하면 좋다.

성인 ADHD를 단지 의지 부족이나 성격 탓으로 여기고 병원을 찾지 않으면 증상을 악화시킬 수 있다. 성인 ADHD는 흔히 우울, 불안, 충동조절장애, 알코올 사용 장애를 동반한다.

가장 빠르고 효과적인 성인 ADHD 치료 방법은 약물이다. 주로 메틸페니데이트 성분이 포함된 약을 사용한다. 메틸페니데이트는 전두엽에서 주의 집중과 충동 조절에 관여하는 노르에피네프린과 도파민의 분비를 활성화시킨다. 다만, 약물 치료는 불안, 예민함, 식욕 저하 등 부작용이 있을 수 있다.

따라서 약물치료 외에 인지행동 치료를 택하기도 한다. 인지행동 치료를 통해 자신의 생각과 일정을 잘 정리하고 관리해 수행하는 법을 배운다. 또한, 매일 할 일 목록을 작성하고 일의 순서를 매겨 실천하는 것도 중요하다. 아울러 분노와 충동과 같은 감정을 조절하고 자신의 감정을 제대로 표현하는 법을 배울 수도 있다.

한 교수는 "ADHD를 소아·청소년에게만 생기는 질환으로 오인해 ADHD의 증상을 보이는데도 병원을 찾지 않는 환자들이 많다"며 "또한, 자신이 흥미를 가지고 쾌감을 느끼는 것에 대해서는 과몰입 수준의 집중력을 보이는 경우도 많아 신경생물학적 질환으로 생각하지 않는 경우도 있다"라고 설명한다.

이어서 "성인 ADHD는 소아 ADHD와 달리 산만하거나 시끄러운 행동을 하지는 않지만, 주의력 결핍이나 충동성으로 인해 일상생활 전반에 불편함이 크기 때문에 치료가 필요할 수도 있다"며 "전문의

와의 상담을 통해 적절한 치료를 받으려는 노력이 중요하다"라고 강조한다.

아이의 경우에도 ADHD를 앓고 있다면 평소에 집중력이 떨어지고 산만할 수 있다. 이런 경우에는 아이를 꾸중할 것이 아니라 정신과를 방문해 치료를 해야 한다.

조아랑 강동경희대병원 정신건강의학과 교수는 "먼저 ADHD 여부를 확실하게 아는 것이 최우선"이라며 "최근 한 조사에서는 100명 중 10명 이상의 유병률이 보고될 정도로 흔한 질환이다. 꾸준한 치료와 원칙적인 생활 습관을 유지하면 완치도 가능하다"라고 말한다.

ADHD는 아동기 정신 질환 중 가장 흔한 뇌 질환이다. 이름 그대로 주의력이 떨어져 집중을 못하거나 충동 조절이 안 되어 과잉 행동을 보인다. 학령기 아동에서 가장 흔한 정신과 질환으로, 학령기 유병률은 3~5% 정도이다. 남자아이들이 여자아이들보다 3~4배 많다.

하지만 적극적으로 치료에 임하는 경우는 생각보다 적다. 조 교수에 따르면, ADHD 소아·청소년 중 약 10% 정도만 치료를 받고 나머지는 방치된다. 내 아이가 ADHD라는 것을 모르는 경우도 있지만, 인정하지 못해서 치료를 받지 못는 사례도 많다.

보통 '아이가 커가면서 저절로 좋아지겠지'라고 생각하지만, 통계적으로 보면 약 30% 이상이 성인기까지 그 증상이 지속된다는 보고도 있다.

ADHD가 나타난 아이는 대개 7세 이전에 산만함이나 과한 활동성, 주의·집중력에 어려움을 보인다. 따라서 부모나 보호자, 유치원 선생 등이 제공하는 정보가 진단에 유용하다. 병원에 오면 진료와 면담을 통해 문제점들을 파악하고 그에 맞는 검사를 시행한다.

| WHO의 ADHA 자가 진단 설문지 |

(ASRS-v1. 1, Part A)

구분	증상 최근 6개월간 어떻게 느끼고 행동했는지 가장 잘 설명하는 칸에 표시하시오.	빈도 전혀 그렇지 않다	거의 그렇지 않다	약간·가끔 그렇다	자주 그렇다	매우 자주 그렇다
1	어떤 일의 어려운 부분을 끝내 놓고 마무리 짓지 못해 곤란했던 적이 있는가?			✔	✔	✔
2	어떤 체계가 필요한 일을 처리할 때 순서대로 진행하기 어려운 경우가 있는가?			✔	✔	✔
3	약속이나 해야 할 일을 잊어버려 곤란했던 적이 있는가?			✔	✔	✔
4	골치 아픈 일은 피하거나 미루는 경향이 있는가?				✔	✔
5	오래 앉아 있을 때 손을 만지작거리거나 발을 꼼지락거리는가?				✔	✔
6	마치 모터가 달린 것처럼 과도하거나 멈출 수 없이 활동하는 경우가 있는가?				✔	✔

※ 색칠된 부분에 해당하는 항목이 4개 이상일 경우 성인 ADHA일 가능성이 크다.

07
조현병 환자는 다 범죄자?

조현병 환자에 대한 범죄자 취급은 편견이다

| 의학 자문 인용 |

김재진 강남세브란스병원 정신건강의학과 교수
대한신경정신의학회
대한조현병학회
이중선 서울아산병원 정신건강의학과 교수

"조현병 등 중증 정신 질환이
범죄로 직결되는 게 아니기 때문에
범죄 원인을 정신 질환으로 보는 것은
본질을 벗어난 것이다."

최근 사회적 이슈가 된 '묻지마 범죄'의 가해자들은 조현병과 같은 정신 질환 병력을 가졌던 것으로 알려지면서 우려의 목소리가 높다. 이에 대해 관련 학회와 단체에서는 "조현병 등 정신 질환을 범죄와 연결 짓지 말아달라"며 "중증 정신 질환자를 효과적으로 관리하자"는 취지의 정책적 견해를 제안하고 있다.

조현병이든 조현성 성격장애든 중증 정신 질환이 범죄로 직결되는 게 아니기 때문에 범죄의 원인을 정신 질환에 초점을 맞추는 것은 본질을 벗어난 것이라고 의료계는 우려한다.

대한조현병학회는 "조현병 진단을 받았다고 조현병 증상 때문에 범죄가 발생했다고 단정할 수 없다. 조현병과 범죄에 대한 보도가 이어지면 편견을 조장하고 치료를 기피하는 결과를 낳을 수 있다"라고 지적한다.

학회는 "망상은 일반 인구 7%에서 관찰되는 현상으로 망상이 있다고 모두 조현병은 아니다"며 "정신 질환은 병원에서 꾸준한 치료만 받으면 관리할 수 있는 질환"이라고 설명한다.

| 2017~2021 조현병 진료 인원 |

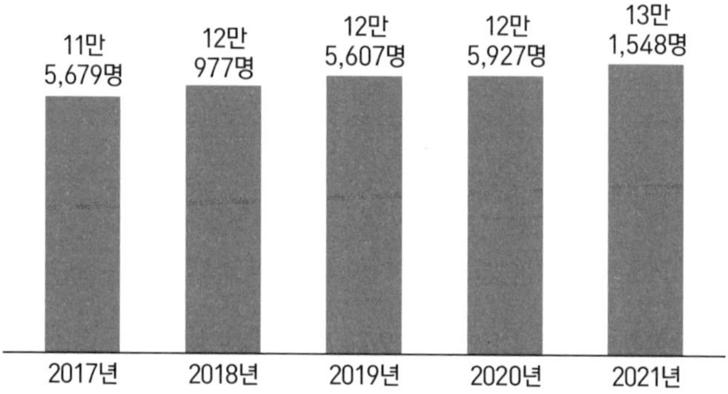

자료: 국민건강보험공단

김재진 강남세브란스병원 정신건강의학과 교수에 따르면, 조현병 환자는 누군가 자신을 욕하거나 해치려 한다는 환청에 휩싸여 피해망상 또는 관계망상 등의 증상을 보인다. 환각과 망상에 빠지면 공격적이고 과격한 행동을 하는 경우가 많다. 반대로 매우 위축되고 공포에 빠져 말이나 행동을 제대로 하지 못하는 모습을 보이기도 한다.

김 교수는 "비율로 치면 위축과 공포에 빠진 환자가 훨씬 많은데, 심각한 사건 사고들이 소개돼 환자들이 굉장히 위험한 존재로 인식될 수 있으나, 그런 환자들은 전체의 극히 일부"라고 말한다.

대한신경정신의학회는 중증 정신 질환자 치료를 환자와 그 가족에게 떠맡길 게 아니라 국가가 책임지는 '중증 정신 질환 국가책임제'를 도입해야 한다고 제안한다. 또한, "외래 치료지원제를 통해 조기 치료를 권장하면서 입원을 최소화해 인권과 안전, 치료를 함께 고려하는 조치가 필요하다. 인권과 치료가 보장될 시스템 변화가 필요하다"라고 설명한다.

정신과 전문의들은 조현병이든 조현성 인격장애든 공통적으론 중증 정신 질환을 조기에 발견해 빠르게 치료하는 체계가 무엇보다도 중요한데, 아직 국내 여건이 녹록지 않다고 토로한다.

대한조현병학회는 "조현병은 초기에 집중적 치료와 관리로 회복 가능한 질병이다"며 "적정한 치료가 이뤄지지 않아 병이 심해지고 만성화되면 결과적으로 사회적 비용 부담이 커진다"리고 강조한다.

학회는 해외 각국이 청소년과 청년의 정신건강 관리를 위한 지원 체계를 만들어 시행하고, 거점 조기치료 센터도 운영 중이라며 국내에서도 보다 지원체계가 강화되어야 한다고 주장한다.

실제로 국내에서는 조현병이나 망상장애 환자 8명 중 1명만 지역사회에서 관리되고 있다. 2021년 기준 지역사회 정신건강 증진 사업을 이용하는 조현병과 망상장애 환자 비율은 0.13%에 그쳤다.

학회는 "조현병 환자가 병원에서 꾸준한 약물치료와 사례관리 그리고 정신 사회적 중재를 받을 수 있다면 임의로 약물 복용을 중단해 재발하는 상황도 예방할 수 있다"라고 설명한다.

이들은 조현병 등 정신 질환에 조기 진단과 빠른 치료, 악화를 막기 위한 지속적인 약물 치료가 중요하다는 점을 강조하는데 경제적으로 어려운 조현병 환자의 본인 부담 약값이라도 경감해야 한다는 주장도 나온다.

조현병은 심리적 문제가 원인이 아닌 생각·감각·인지 등 정신 기능을 조절하는 뇌신경 회로의 기능부전으로 생기는 뇌 질환으로 약물치료를 동반한 지속적인 치료가 필요하다. 조기에 발견해 꾸준히 치료하면 충분히 사회로 복귀할 수 있다.

하지만 조현병 환자는 자기가 병에 걸렸다는 자각(병식·병의 인식)의 결여, 사회적 편견에 대한 의식 등으로 치료를 거부하거나 외면하는 비율이 높다. 국외 연구를 보면, 조현병 환자 10명 중 7명이 치료 시작 1년 6개월 안에 약을 중단하는 것으로 나타났다.

그중 40%는 몸이 굳어지거나 지나친 졸림 같은 부작용 또는 미흡한 치료 효과를 이유로 들지만, 60%는 별다른 이유 없이 임의로 중단했다. 타인의 시선을 의식하거나 일시적인 약 복용으로 증상이 호전돼 스스로 "약을 먹을 필요가 없다"라고 판단하는 일이 많다.

| 조현병의 주요 특징 |

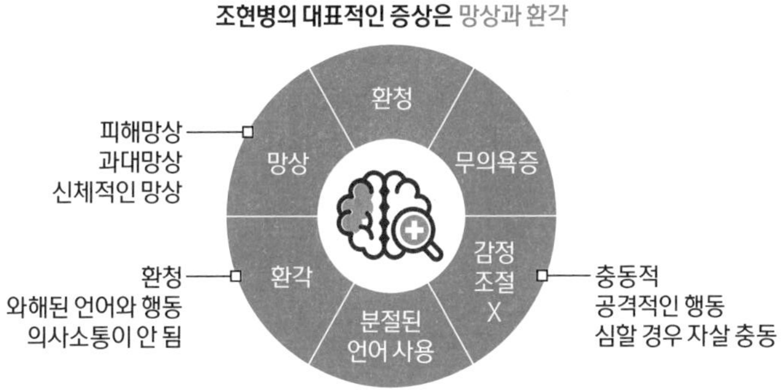

발병 후 5년간의 경과가 예후에 결정적 영향을 미치는 조현병 특성상 치료가 지연되거나 지속되지 않는 등 조기 치료, 치료 유지, 재활 등이 제대로 이뤄지지 않으면 환자의 사회 복귀 가능성은 낮아질 수밖에 없다.

장기지속형주사제는 병식 부재, 약에 대한 거부감 등 지속 치료를 저해할 다양한 문제를 해결하기 위해 등장했다. 따로 경구제를 복용하지 않고 수개월 간격으로 투여해 체내 약물 농도를 일정하게 유지하며 지속 치료하는 방법으로, 1개월·3개월 제형이 있고 최근 6개월 제형까지 출시됐다.

장기지속형주사제는 치료 편의성뿐만 아니라 재발이나 재입원율을 낮춘 것으로 분석되고 있다. 영국 국민건강보험 조현병 환자 대상 장기지속형주사제 효과를 평가한 연구 결과에서는 환자당 1년 평균

입원 기간이 32.58일에서 8.02일로, 1년 평균 재입원 횟수는 0.81회에서 0.15회로 크게 감소했다.

효과 면에서 우수하다는 결과를 근거로 영국 정부는 약물 비순응으로 자·타해 발생 위험성이 높은 환자의 경우 장기지속형주사제 사용을 적극 고려하도록 권장하고, 국내 치료 가이드라인에서도 초기 조현병부터 만성에 이르기까지 모든 환자에 장기지속형주사제 투여를 추천하고 있다.

그러나 국내에서는 현실적인 문제로 장기지속형주사제에 접근이 어려운 조현병 환자들이 많다. 질환 특성상 증상으로 인해 사회적 활동이 어렵거나 외부와 단절되면서 경제적으로 어려움을 겪는 환자의 비율이 높다.

지난 2017년 건강보험심사평가원 의료급여통계를 보면, 국내 조현병 환자 중 45%가 스스로 건강보험료를 낼 수 없는 의료급여 환자고, 그중 98%가 국민기초생활보장수급자 등이 해당하는 '1종 의료급여' 환자다.

1종 의료급여 대상 조현병 환자는 입원 중에는 장기지속형주사제를 다른 치료제와 동일한 조건으로 별도의 자기 부담 규정 없이 사용할 수 있다. 그렇지만 퇴원 후 외래 진료로 넘어가면, 1종 의료급여 대상 환자라도 장기지속형주사제를 사용하려면 다른 치료제와 달리 본인부담금 5%를 내야 한다.

1종 의료급여 대상에 해당하며, 생계에 어려움을 겪는 환자에게 계속 부과되는 5%의 본인부담금은 가볍지 않을 수 있다. 치료 지속성을 높일 수 있더라도 현재 치료 환경에서는 환자가 장기지속형주사를 포기하고, 또한 치료 중단의 위기를 겪을 가능성이 있다.

대한조현병학회 법제이사를 맡고 있는 이중선 서울아산병원 정신건강의학과 교수는 "조현병 등 중증 정신 질환자 범죄의 공통점은 치료가 중단됐다는 점"이라며 "환자의 일상 복귀가 가능한 환경을 마련해야 한다"라고 말한다.

이 교수는 "이를 위해서는 정부와 사회가 조현병 및 중증 정신 질환자와 그 가족에 대한 다각적이고 실질적인 지원으로 조기·지속 치료를 원활하게 할 수 있도록 의료급여 외래 환자들의 장기지속형주사제 5% 본인 부담 규정 개선이 필수적으로 돼야 한다"라고 강조한다.

준비된 사람만
누릴 수 있는

**100세
건강시대 2**

1판 1쇄 발행 2023년 10월 16일
1판 3쇄 발행 2023년 12월 5일

지은이 뉴스1 편집국
펴낸이 이영섭
마케팅 박용석, 윤성식, 이석원, 이지민
책임편집 김정한
편 집 최지향
웹디자인 이선정, 홍예나, 조현정, 이수정
디자인 NURI
일러스트 양혜림, 김지영

펴낸곳 뉴스1
출판등록 2017년 8월 18일(제 2017-000112호)
주소 (03160) 서울 종로구 종로47, SC빌딩 17층
전화 02-397-7000
이메일 webmaster@news1.kr

ISBN 979-11-961731-3-5 (13510), 979-11-961731-4-2 (세트)

Memo

Memo